DANS LA MÊME COLLECTION

Dr Léon Bence et Max Méreaux : *Guide pratique de musicothérapie.*
Christine Bourgoin : *Protéines végétales.*
Jean-Claude Chomat : *Le Ginseng, racine de longue vie.*
Jean-Luc Darrigol : *Le Miel pour votre santé.*
Jean-Luc Darrigol : *Les Céréales pour votre santé.*
Jean-Luc Darrigol : *Traitements naturels de la constipation.*
Jean-Luc Darrigol : *Santé et beauté de vos cheveux.*
Jean-Loup Dervaux : *Migraines et céphalées.*
Jean-Loup Dervaux : *La Spasmophilie.*
Dr Louis Donnet : *Les Aimants pour votre santé.*
Gérard Edde : *Manuel pratique de digitopuncture.*
Gérard Edde : *Les Couleurs pour votre santé.*
Gérard Edde : *La Médecine ayur-védique.*
Louis Faurobert : *Jeune et belle après 40 ans!*
Henri-Charles Geffroy : *L'Alimentation saine.*
Vincent Gerbe : *Votre potager biologique.*
Vincent Gerbe : *Initiation au végétarisme.*
Dominique Hoareau : *Les Thérapies marines.*
Jean-Pierre Krasensky : *Massage réflexe des pieds.*
Boune Legrais et Gilbert Altenbach : *Santé et cosmo-tellurisme.*
Francis Lizon : *Chiens et chats : comment les élever et les soigner... naturellement.*
Thierry Loussouarn : *Initiation au yoga.*
Éric Marsaudon : *Le Corps et ses rythmes.*
Désiré Mérien : *Les Clefs de la nutrition.*
Jacques Mittler : *Introduction à la macrobiotique.*
Gilles Orgeret : *Le Geste qui soigne. Tous les "trucs" du kiné pour soigner et soulager.*
André Passebecq : *L'Argile pour votre santé.*
André Passebecq : *La Santé de vos yeux.*
André Passebecq : *Traitements naturels des affections respiratoires.*
André Passebecq : *Traitements naturels des affections circulatoires.*
André Passebecq : *Traitements naturels des troubles digestifs.*
André Passebecq : *Rhumatismes et arthrites. Traitements naturels.*
André Passebecq : *Traitements naturels des maladies des reins, vessie, prostate.*
Martine Rigaudier : *330 recettes végétariennes.*
Martine Rigaudier : *Recettes et menus végétariens pour les 4 saisons.*
Guy Roulier : *La Santé au féminin.*
Guy Roulier : *La Santé au masculin.*
André Roux : *Introduction à l'iridologie.*
Dr J.-E. Ruffier : *Gymnastique quotidienne.*
Joël Savatofski : *Le Massage douceur.*
Joël Savatofski : *Le Massage minute.*
Joël Savatofski : *La Pause massage.*

Traitements naturels des affections circulatoires

Collection "Santé naturelle"

AUTRES OUVRAGES DU MÊME AUTEUR

Aux Éditions Dangles :

Votre santé par la diététique et l'alimentation saine (1976).
L'Argile pour votre santé (dictionnaire de naturopathie) (1978).
La Santé de vos yeux (rééducation visuelle et régénération oculaire par les méthodes naturelles) (1979).
Psychothérapie par les méthodes naturelles (1980).
Traitements naturels des affections respiratoires (1980).
Traitements naturels des affections circulatoires (1982).
Rhumatismes et arthrites ; traitements naturels (1983).
Traitements naturels des troubles digestifs (1984).
Maladies des reins, vessie, prostate ; traitements naturels (1985).
Mincir naturellement. Une méthode simple, efficace et durable (1995).

Aux Éditions Vie et Action (Gréolières) :

Cours de psychosomatique naturelle.
Initiation à la santé intégrale.
Facteurs naturels de santé.
Cancers et tumeurs.
Vie intime de l'Homme et de la Femme.
Essai sur l'Attitude libératrice.
L'Homme, la Vie et l'Action.
Méthode silencieuse de rééducation vocale.
Méthode antitabac.
Onychodiagnostic : l'ongle, miroir de santé.
Le Livre de l'action et de la réussite.
Sémantique générale.
Neuro-sémantique.

Cassettes de conférences et de stages.
Cours à distance et stages pratiques pour la formation de praticiens de santé (Vie et Action-CÉRÉDOR et Institut de psychosomatique naturelle, Le Roc fleuri, 06620 Gréolières).

André Passebecq

Président de « Vie et Action »

Chargé de cours de naturothérapie à la Faculté de médecine Paris-XIII (Bobigny)

Traitements naturels des affections circulatoires

Artériosclérose, artérite, athérosclérose, coronarite, embolies, hémorragies, hyper- et hypotension, infarctus, insuffisances cardiaques, palpitations, phlébite, tachycardie, ulcères variqueux, varices, etc.

50e mille

Editions Dangles

18, rue Lavoisier

45800 ST-JEAN-DE-BRAYE

L'AUTEUR :

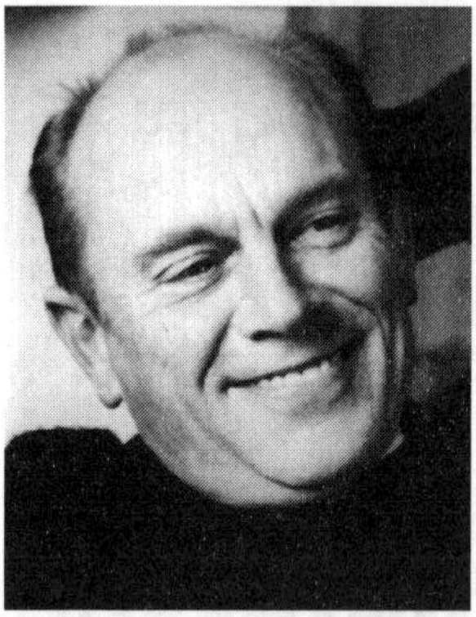

André Passebecq est, en France et dans maints pays étrangers d'expression française (Canada, Belgique, Suisse...) ou autres (Angleterre, Italie, Espagne, Portugal, etc.), reconnu comme l'un des pionniers les plus actifs des méthodes naturelles de santé.

Il a acquis une connaissance large et précise des problèmes physiologiques et psychologiques par les diverses orientations de sa vie. C'est à 30 ans qu'il abandonne une carrière professionnelle du fait de la maladie (ulcère gastrique en plateau, rhumatisme articulaire aigu, arythmie cardiaque, troubles cutanés, etc.). Fort heureusement, il trouva sur son chemin des guides grâce à qui il évolua avec sûreté dans le champ immense des méthodes orthobiologiques.

Après des études de médecine aux U.S.A., il est diplômé de naturopathie (Académie des sciences et recherches de Montréal), de physiothérapie, d'ostéopathie, de rééducation visuelle (méthode Bates) ; il est également docteur en psychologie et diplômé en organisation scientifique du travail (facteur humain), en graphologie, etc. Il a largement contribué à la création de l'association Vie et Action-CEREDOR (Centre de recherches et d'éducation orthobiologiques) à Gréolières (France) dont les cours sont déclarés à l'Académie de Nice, ainsi qu'à celle de l'Institut de psychosomatique naturelle de Lausanne. Vie et Action assure la formation de nombreuses personnes de tous les milieux professionnels et sociaux, grâce à des cours par correspondance, des stages pratiques, des séminaires de groupe, des congrès... Une brillante équipe de collaborateurs assure, avec dynamisme et compétence, la vie de cette association, de ses groupes régionaux et de ses éditions.

André Passebecq a été chargé de cours de naturothérapie à la faculté de médecine Paris-XIII pendant onze années.

Tous ses livres – écrits seul ou en collaboration – synthétisent donc le fruit d'une expérience peu commune.

ISSN : 0180-8818
ISBN : 2-7033-0238-X

A la mémoire d'Horace Jarvis, de Martin de Beauce, de Félix Plent, de Jean Jurion, hommes d'expérience, de cœur et de courage.

Avant-propos

1. Pourquoi ce livre ?

Tâche redoutable que celle d'exprimer des idées peu conformistes sur un sujet mal connu qui, comme la peste de La Fontaine, répand la terreur et que tiennent fermement en main les profiteurs actuels des thérapeutiques dites « officielles ».

Force est de reconnaître que, dans ce domaine comme dans la majorité des autres qu'elle a monopolisés, la médecine « chimique » a fait la preuve de sa très relative efficacité (mais aussi de sa nocivité réelle) en dépit de l'importance des moyens matériels et financiers mis en œuvre. En effet :

— De 30 à 40 % des décès sont dus aux maladies du cœur et des vaisseaux dans les pays civilisés. Chaque année, 250 000 Français sur 550 000 décédés en sont victimes.

— L'artériosclérose cause 49 % des décès dus à ces maladies.

— Les « attaques » (lésions vasculaires affectant le système nerveux central) causent 26 % des décès.

La fréquence de ces maladies croît régulièrement, et de plus en plus de jeunes en présentent les symptômes. Il s'agit bien d'un **péril vasculaire.**

Angoisse, torture, fléaux, charges excessives des organismes de Sécurité sociale, déchéance humaine, voilà où nous conduisent une recherche et une médecine de plus en plus déshumanisées. Médicaments, drogues et chirurgie se révèlent incapables de promouvoir une vraie santé.

En fait, la santé de l'homme peut être assurée, sauvegardée et restaurée par des moyens simples et peu coûteux, dans la majorité des situations. C'est ce que souhaite montrer ce petit livre destiné à faire connaître au plus grand nombre les enseignements fondamentaux de la psychosomatique naturelle. Il ne s'agit plus ici de « lutter » contre des symptômes, de « combattre » des maladies, de mettre en œuvre des « armes thérapeutiques », souvent plus meurtrières que salvatrices, mais :

— avant tout, de déterminer les conditions de sauvegarde de la santé, c'est-à-dire d'assurer la prévention des maladies ;

— et, s'il y a lieu, de rechercher les causes personnalisées des troubles de santé afin de pouvoir les rectifier à bon escient, ce qui permettra à l'organisme de mettre en œuvre, avec le maximum d'efficacité, son potentiel d'immunité naturelle, cette force de régénération qui a été oubliée par la plupart de nos médecins.

Libérer et exalter les forces de vie, telle est la clé de la santé et de la vraie guérison.

Cela est si vrai que la majorité des souffrants, devenus angoissés du fait de leur étiquette « cardiaque », peuvent retrouver une vie normale — ou presque — et même parfois accéder à un niveau général de santé qu'ils n'avaient pas connu depuis longtemps.

2. Comment étudier cet ouvrage ?

Sans doute allez-vous, ami lecteur (et votre comportement est bien compréhensible), chercher d'abord la rubrique qui vous concerne personnellement : varices, artérite, infarctus...

Cependant, lorsque vous l'aurez lue, reportez-vous à la première partie du livre, au chapitre intitulé *Les troubles cardio-circulatoires,* ainsi qu'aux développements suivants relatifs à l'alimentation, à l'exercice physique, aux facteurs psychosomatiques, etc. La lecture du chapitre sur les risques présentés par les médicaments utilisés « contre » les troubles cardio-vasculaires vous fera probablement réfléchir, elle aussi.

Que votre conviction ne vous entraîne toutefois pas à l'imprudence ! Certaines situations nécessitent des précautions, des transitions et même des compromis dans les cas « graves » (c'est-à-dire, quand une dégradation s'est produite en raison d'une méconnaissance prolongée des règles de la vie saine et des conséquences des médications, drogues et toxiques). **Dès lors, le recours au médecin naturopathe (voire même homéopathe et acupuncteur) s'imposera.**

J'en appelle maintenant à votre indulgence. J'ai dû simplifier, abréger, souhaitant rester accessible à tous. Certains termes savants ne figurent pas ici, mais je pense avoir été suffisamment clair pour faire comprendre l'essentiel du problème traité et susciter chez le lecteur le désir d'en savoir plus et surtout de... **vivre d'une manière plus conforme aux exigences de son corps et de son esprit.**

J'accueillerai, bien sûr, avec reconnaissance les critiques et suggestions qui me seront adressées et dont tiendront compte les prochaines éditions de ce livre.

André Passebecq
(Président de Vie et Action)

J'exprime ma reconnaissance au professeur Raymond Lautié, dont l'enseignement est si précieux. Ce livre lui doit beaucoup, notamment les données sur la phyto-aromathérapie et les capillaires.

Je remercie aussi mes amis, les animateurs des groupes Vie & Action et mes élèves en psychosomatique naturelle. Leur propre expérience et leurs observations m'obligent à me perfectionner en permanence, dans le champ immense des méthodes orthobiologiques. Quel aiguillon !

Je suis heureux, enfin, que cet ouvrage puisse paraître aux Editions Dangles, grâce à M. Anstet-Dangles, dont la patience, la compréhension et la conscience professionnelle sont pour moi, à chaque parution, un encouragement et, mieux, une marque de fidèle (et réciproque) sympathie.

PREMIÈRE PARTIE

Les troubles circulatoires et les thérapeutiques naturelles

CHAPITRE I

Eléments d'anatomie et de physiologie

1. Sang et vaisseaux

Le sang apporte leur nourriture aux milliards de cellules du corps. Il suit des routes précises : les tubes de tissu musculaire que sont les vaisseaux sanguins.

Le mouvement de pompe du cœur pousse le sang à travers l'organisme. A sa sortie du cœur, le sang passe dans des vaisseaux, les **artères,** qui se prolongent dans le corps. Celles qui sont proches du cœur sont les plus larges ; elles se divisent et s'amincissent au fur et à mesure qu'elles s'en éloignent, jusqu'à ce qu'elles deviennent plus fines qu'un cheveu, d'où leur nom de **capillaires.** Le sang coule très lentement. En se déplaçant le long des capillaires, le sang distribue aux cellules la nourriture et l'oxygène et se charge des résidus dont elles se débarrassent. Ainsi déchargé de sa cargaison d'oxygène et de nourriture, charriant les déchets des cellules, le sang continue à couler le long des **capillaires** qui vont alors en se rejoignant et forment progressivement des vaisseaux de plus en plus gros, les **veines,** qui ramènent le sang au cœur.

2. Rythme cardiaque

Chaque battement du cœur signifie que celui-ci s'est contracté et a exercé une pression sur le sang, le diffusant dans l'organisme. Ce battement, perçu par exemple au poignet (pouls), se reproduit normalement de 65 à 75 fois par minute.

Au cours des exercices sportifs, de la fièvre, des émotions ou de l'ingestion de certaines substances, le rythme cardiaque s'accélère. Ce rythme est sous la dépendance du **bulbe,** qui le ralentit par l'intermédiaire du **nerf pneumogastrique,** et du **grand-sympathique,** qui l'accélère par l'intermédiaire des **nerfs cardiaques.** Cette activité est également dépendante du système hormonal.

3. Circulation sanguine

D'une manière plus précise, le sang sort du **ventricule gauche** et va successivement dans l'**aorte** (le vaisseau le plus gros), les **artères,** les **artérioles,** les **capillaires artériels,** les **capillaires veineux,** les **veinules** et les **veines,** puis il retourne au cœur par les **veines caves.** Alors, il passe de l'**oreillette droite** au **ventricule droit** et, de là, aux poumons par les **artères pulmonaires.** Il s'y débarrasse de son gaz carbonique, s'oxygène et, par les veines pulmonaires, regagne l'**oreillette gauche** pour recommencer son périple.

Dans les grosses artères, le sang se déplace à grande vitesse, parfois à plus de 30 cm par seconde ; sa vitesse est très basse, au contraire, dans les capillaires. Dans les veines, elle est d'environ 10 cm par seconde.

Le sang, pendant ses voyages à travers le corps, parcourt un double circuit :

a) Grande circulation ou circulation générale

Le sang s'écoule du cœur (par le ventricule gauche) à travers les vaisseaux sanguins vers toutes les parties du corps ; il revient au cœur (par l'oreillette droite).

Le ventricule gauche chasse le sang par l'aorte ascendante. De là, celui-ci s'écoule dans les artères, qui le transportent dans les différents tissus et organes du corps. A l'intérieur de chaque structure, le sang circule (voir la figure) des artères vers les artérioles et les capillaires. Là s'opère l'échange réciproque de substances entre le sang et les cellules.

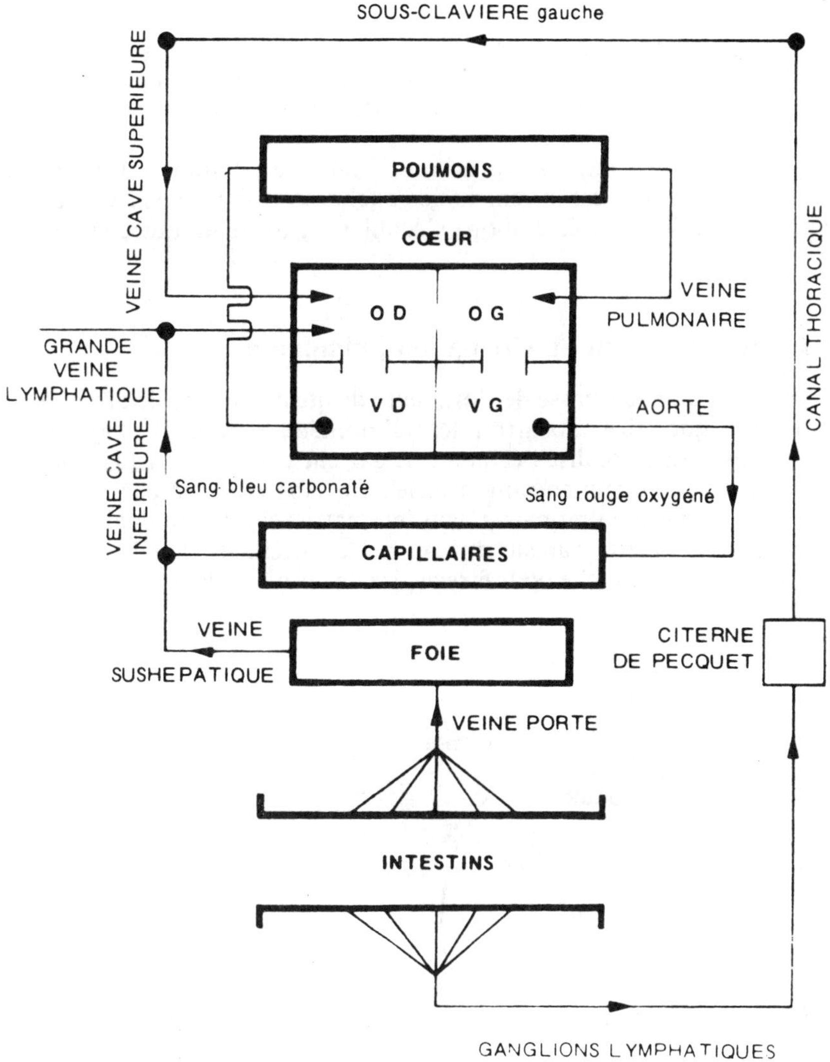

DETAIL DU SCHEMA DU CIRCUIT SANGUIN
(d'après le professeur R. Lautié)

Le sang traverse ensuite chacun des organes en passant par les veinules, puis par les veines, avant de s'écouler par la suite dans la veine cave inférieure ou supérieure. Ces deux grosses veines du corps ramènent le sang veineux au cœur (à l'oreillette droite) pour compléter la circulation générale.

Toutefois, le sang n'a pas accompli un cercle complet jusqu'à son point de départ, qui est le ventricule gauche. Pour y parvenir et recommencer son sujet, il doit d'abord s'écouler à travers un autre circuit :

b) Petite circulation ou circulation pulmonaire

Le sang veineux passe de l'oreillette droite au ventricule droit, puis à l'artère pulmonaire, aux artérioles pulmonaires et enfin aux capillaires pulmonaires. Là se réalise l'échange de gaz entre le sang et l'air, convertissant le sang veineux en sang artériel. Ce sang oxygéné passe alors à travers les veinules pulmonaires dans les quatre veines pulmonaires, puis retourne à l'oreillette gauche du cœur. De l'oreillette gauche, il entre dans le ventricule gauche pour être aspiré de nouveau dans la grande circulation.

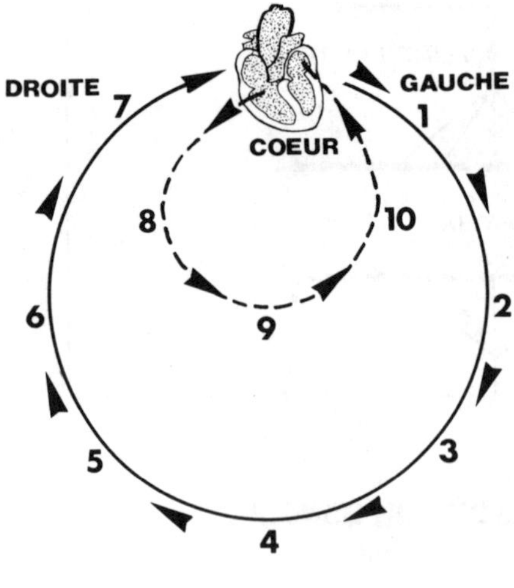

SCHEMA DU CIRCUIT SANGUIN

2 : artères - 3 : artérioles - 4 : capillaires - 5 : veinules - 6 : veines - 8 : artère pulmonaire - 9 : capillaires pulmonaires - 10 : veines pulmonaires.

4. Artères et veines

Les artères sont plus fortes que les veines. Leur paroi est plus épaisse pour résister à la pression du sang qui y est plus épais. Les veines sont plus fragiles et plus larges.

Le sang doit couler sans interruption, dans la bonne direction. Les veines sont munies, par places, de petites **valvules** intérieures qui l'empêchent de retourner en arrière.

Quand une artère est coupée, le sang jaillit de la blessure à chaque battement cardiaque. Pour arrêter l'**hémorragie,** on comprime l'artère entre la coupure et le cœur (points de compression). Sur les membres, on utilise un bandage serré : le garrot. Toutefois, arrêtant toute circulation, celui-ci risque d'altérer gravement tous les tissus ; la pose du garrot ne peut donc être que très temporaire.

Une **veine** coupée laisse s'écouler le sang très lentement. Pour arrêter cette **hémorragie,** il suffit de ligaturer la veine en dessous de la coupure, du côté opposé au cœur.

Le sang s'écoule avec violence et en jet d'une artère, tandis qu'il coule lentement d'une veine, par suite des structures différentes et des fonctions différentes de ces deux espèces de vaisseaux.

Quand le cœur pompe le sang dans une artère, la paroi épaisse et élastique de celle-ci se laisse distendre d'abord, puis se contracte, poussant ainsi le sang le long de l'artère.

5. Pression sanguine

Dans les veines, la pression sanguine est beaucoup plus basse. Le sang veineux vient en effet des capillaires, où la pression est presque nulle. La paroi des veines est mince et ne pourrait pas supporter une forte pression. Aussi le sang y coule-t-il doucement et régulièrement.

La pression sanguine ne varie pas seulement d'artère à veine ; elle varie aussi dans le même vaisseau, selon les moments. Ainsi que nous l'avons vu plus haut, l'excitation, l'émotion, l'exercice, certaines sub-

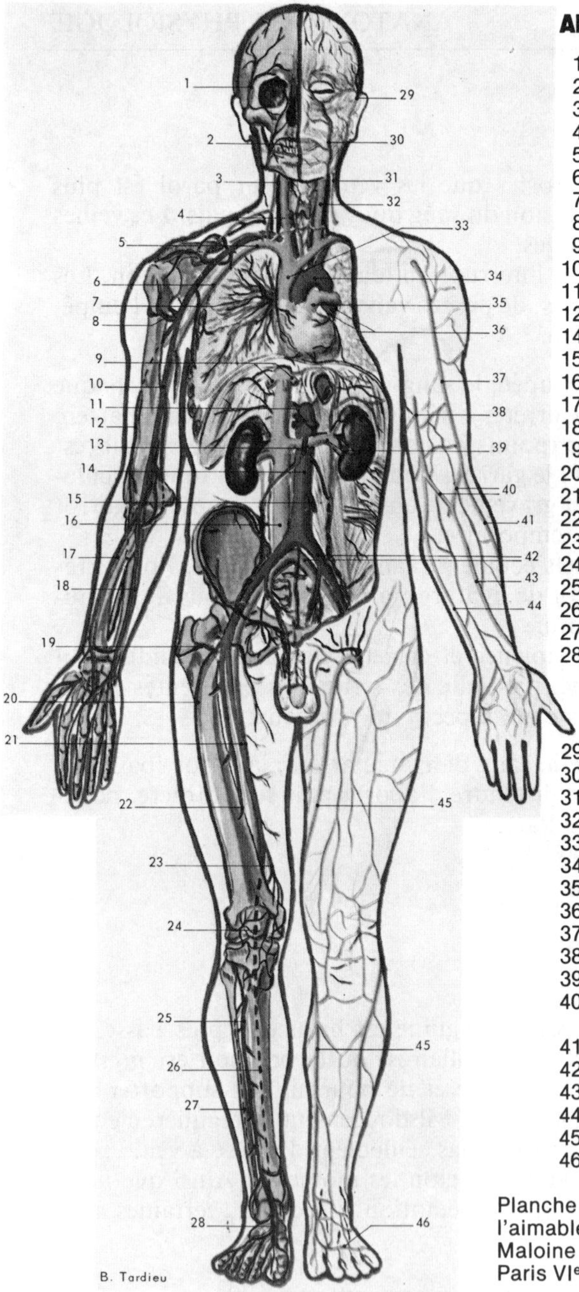

APPAREIL CIRCULATOIRE

1 - A. temporale superficielle
2 - A. faciale
3 - A. vertébrale
4 - Carotide primitive
5 - A. et v. sous-clavières
6 - A. et v. axillaires
7 - Pédicule pulmonaire
8 - Vaisseaux circonflexes
9 - V. sus-hépatiques
10 - A. humérale
11 - Tronc cœliaque
12 - A. mésentérique supérieure
14 - Aorte abdominale
15 - A. mésentérique inférieure
16 - Veine cave inférieure
17 - A. et v. radiales
18 - A. et v. cubitales
19 - A. circonflexe antérieure
20 - Vaisseaux quadricipitaux
21 - A. et v. fémorales
22 - A. fémorale profonde
23 - Grande anastomatique
24 - A. poplitée
25 - A. tibiale antérieure
26 - A. tibiale postérieure
27 - A. péronière
28 - A. pédieuse

29 - V. temporale superficielle
30 - V. faciale
31 - V. jugulaire externe
32 - V. jugulaire interne
33 - Veine cave supérieure
34 - Crosse de l'aorte
35 - A. pulmonaire
36 - V. pulmonaires
37 - V. céphalique
38 - V. basilique
39 - A. et v. rénales gauches
40 - V. médianes céphaliques et basilique
41 - V. radiale superficielle
42 - A. et v. iliaques primitives
43 - V. médiane
44 - V. cubitale superficielle
45 - V. saphène interne
46 - Arcade dorsale superficielle

Planche anatomique reproduite avec l'aimable autorisation de la Librairie Maloine (27, rue de l'École-de-Médecine, Paris VIe).

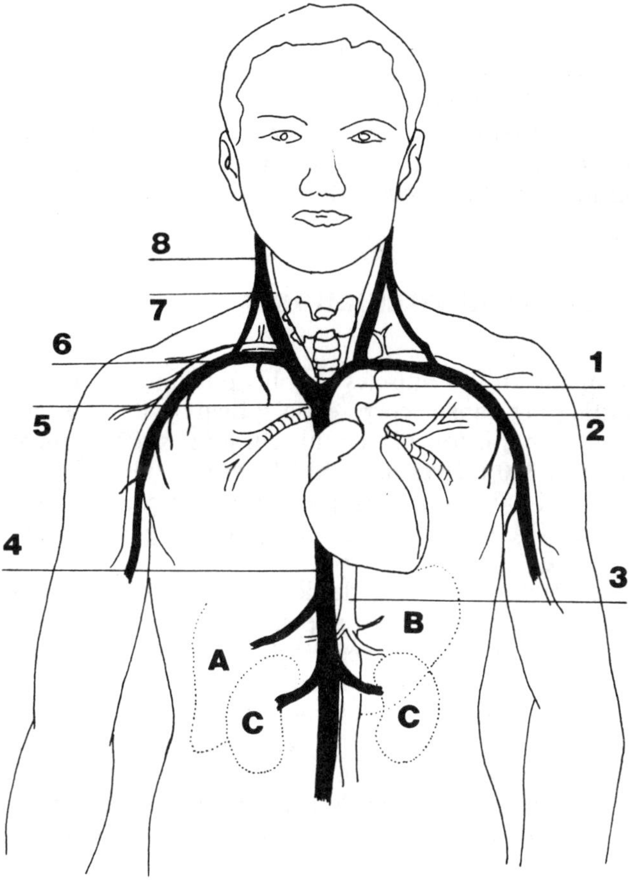

VAISSEAUX SANGUINS
DE LA PARTIE SUPERIEURE DU CORPS

Cœur, principales artères et veines du tronc. Les artères à travers lesquelles est lancé le sang sont en blanc, et les veines sont en noir. A : foie - B : estomac - C : reins - 1 : crosse de l'aorte (la plus grosse artère du corps) - 2 : artère pulmonaire, connectée aux poumons - 3 : aorte abdominale - 4 et 5 : veines caves inférieure et supérieure (les plus grosses veines du corps), en parallèle avec l'aorte - 6 : artère sous-clavière, conduisant le sang dans le bras - 7 : veine jugulaire (la plus grosse veine du cou) - 8 : carotide (la plus grosse artère partant de l'aorte et comportant des ramifications qui irriguent les différentes parties de la tête).

stances chimiques (comme l'adrénaline) augmentent la pression sanguine, qui peut devenir ainsi trop élevée.

La pression sanguine peut être mesurée à l'aide d'un tensiomètre. Généralement, elle est plus basse chez l'enfant que chez l'adulte, et plus élevée chez les personnes âgées que chez les jeunes. Elle se mesure en centimètres de mercure, et comporte deux chiffres (voir, en deuxième partie, l'étude sur l'*hypertension*).

6. Le cœur et la circulation

Le cœur est un des muscles les plus puissants du corps. Il pompe nuit et jour le sang dans le corps entier ; bien qu'il ne soit pas plus gros qu'un poing fermé, il fournit, en un seul jour, suffisamment de travail pour soulever à 300 mètres un poids de 70 kg.

Il est nourri par des artères qui l'entourent comme une couronne : les **coronaires.** Il comprend deux pompes contiguës, l'une à droite et l'autre à gauche.

Chaque côté est constitué de deux chambres creuses superposées. Celle du haut, à paroi mince, est appelée **oreillette** ; celle du bas, à paroi très épaisse et puissante, est le **ventricule.** Ces deux cavités sont séparées par une **valvule** qui ne permet au sang de passer que dans un seul sens. Quand le sang arrive au cœur, il remplit l'oreillette droite puis, aidé par une brève contraction de celle-ci, il passe dans le ventricule à travers les valvules ouvertes. Au moment où le ventricule se contracte, les valvules se ferment, empêchant le sang de revenir dans l'oreillette. Le sang ne peut plus alors prendre qu'un seul chemin : une grosse artère allant au poumon.

Le sang est poussé à travers les **capillaires pulmonaires,** où il abandonne le gaz carbonique qu'il renferme et se charge d'oxygène. Il ne peut revenir au ventricule droit, dont l'orifice de sortie est muni d'une valvule ; il est donc collecté dans de grosses veines et part vers le côté gauche du cœur.

Ce côté comprend deux cavités, exactement comme l'autre. Le sang passe de la chambre supérieure du cœur gauche à la chambre inférieure, qui l'envoie dans la plus grosse artère du corps, l'**aorte.** Celle-ci le répar-

COUPE D'UNE MOITIE DE CŒUR

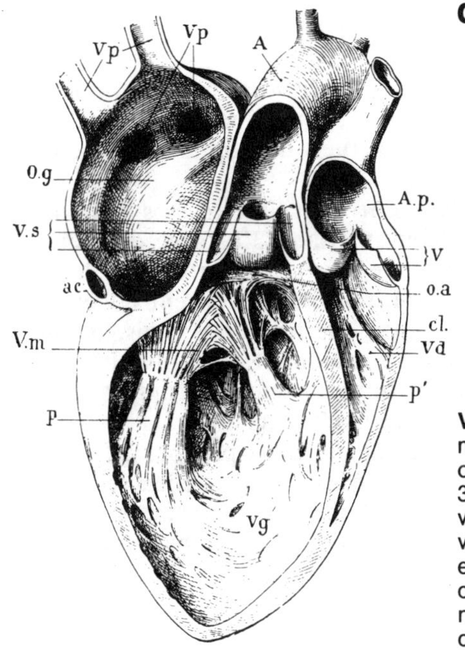

Vg : ventricule gauche - **Vm** : valvule mitrale avec ses piliers p et p' - **oa** : orifice de l'aorte - **A** : aorte - **Vs** : les 3 valvules sigmoïdes de l'aorte - **Vd** : ventricule droit - **Cl** : cloison interventriculaire - **Ap** : artère pulmonaire et ses valvules **V** - **Og** : oreillette gauche - **Vp** : orifices des veines pulmonaires - **Ac** : artère coronaire, nourricière du cœur.

tit à son tour dans les différentes artères du corps, qui assurent sa distribution à tous les organes.

Le côté gauche du cœur doit pousser le sang sur une plus longue distance que le droit ; les parois de son ventricule sont deux fois plus épaisses et plus fortes que celles du ventricule droit.

A chaque contraction de l'artère, 60 g de sang sont chassés dans chaque ventricule. Le cœur bat environ 70 fois par minute ; en une demi-heure, il a pompé près de 300 litres. Un homme adulte n'ayant que 6 litres de sang, c'est à une vitesse considérable que celui-ci doit circuler. Toutefois, au cours de certains troubles de santé, la vitesse de circulation sanguine peut s'accélérer ou se ralentir.

*

*   *

7. Le système nerveux cardiaque

Notons que le cœur est muni d'un « *système nerveux autonome* » ; il peut battre indépendamment des nerfs ; ceux-ci modifient seulement sa vitesse pour l'adapter aux besoins actuels de l'organisme. Le cœur n'est donc pas totalement autonome.

Lorsque les contractions du cœur sont faibles, ses battements s'accélèrent pour maintenir un débit suffisant. La force du cœur est maximale quand les battements sont réguliers. **Un battement du cœur comprend trois périodes : contraction, relâchement et repos.** Cette dernière période est beaucoup plus courte que les autres mais, quand le cœur bat vite, c'est encore elle qui se raccourcit. A l'auscultation du cœur, on perçoit deux bruits réguliers qui sont ceux que font les valvules en se fermant, prolongés par l'écho de la poitrine.

Bien que les deux côtés du cœur soient deux pompes différentes, qui ne sont pas directement reliées entre elles, ces deux côtés se contractent et se relâchent exactement en même temps. A eux deux, **ils pompent en un jour environ 15 000 litres de sang pour 100 000 battements.**

8. Les cellules sanguines

Le sang et la lymphe distribuent à chaque cellule du corps l'oxygène et les éléments dont elle a besoin. Le sang présente une couleur rouge car il y flotte un nombre considérable de **globules rouges,** ronds et plats, les **hématies.** D'autres corpuscules sont plus difficiles à distinguer parce qu'ils sont de la même teinte pâle que le liquide qui les baigne ; quelques cellules n'ont pas de forme définie : elles se déplacent en changeant de forme.

Le sang humain contient cinq cents fois plus de globules rouges que de globules blancs. Une personne normale possède à peu près vingt trillions de globules rouges.

a) Sérum et lymphe

Le liquide jaune clair est appelé **sérum** ; il apporte aux cellules et aux tissus les aliments et emporte les déchets ; il renferme aussi des substances particulières nommées **anticorps,** protégeant l'organisme contre les infections.

Lorsque le sang passe dans les capillaires, une partie du sérum fuit à travers les parois. Une certaine quantité peut revenir dans les vaisseaux un peu plus loin, mais le reste coule au milieu des cellules et est repris par de fins **vaisseaux lymphatiques,** qui sont largement distribués dans tout le corps. Ces vaisseaux lymphatiques se rassemblent en vaisseaux plus gros qui, par endroits, se jettent dans les veines. Ainsi, la **lymphe** retourne dans le courant sanguin.

Au cours de ce voyage, le long des vaisseaux lymphatiques, la lymphe traverse des **ganglions lymphatiques** qui en éliminent toutes les substances nuisibles pouvant s'y trouver, par exemple les microbes.

La lymphe est un liquide incolore ou ambré qui remplit les vaisseaux lymphatiques et baigne la peau et tous les organes. Sa quantité est égale au quart du poids du corps. Elle est originaire du sang et renferme des leucocytes et les mêmes substances que le sérum sanguin, mais en moindres proportions. On en distingue deux sortes :

— La **lymphe interstitielle,** formée par le plasma sanguin, filtrée à travers la paroi des capillaires artériels des tissus. Elle remplit les espaces conjonctifs des tissus et constitue une réserve de plasma utilisée en cas d'hémorragie.

— La **lymphe circulante,** canalisée par des vaisseaux. L'appareil lymphatique comprend en effet des capillaires qui plongent dans les tissus conjonctifs et drainent la lymphe interstitielle. Ils convergent vers les vaisseaux lymphatiques. Aux points de confluence des vaisseaux, se trouvent des ganglions. Les vaisseaux lymphatiques de la moitié droite de la tête et du thorax se réunissent dans la grande veine lymphatique qui se jette dans la veine sanguine sous-clavière droite. Les lymphatiques du reste du corps rejoignent le canal thoracique débouchant dans la veine sous-clavière gauche.

Les vaisseaux lymphatiques de l'intestin grêle jouent un rôle essentiel dans l'absorption des graisses. Appelés *chylifères,* ils drainent les graisses absorbées par la paroi intestinale vers le canal thoracique, tandis que les protides et les hydrates de carbone empruntent la voie veineuse (veine porte).

Troubles du système lymphatique : nous ne parlerons pas, dans cet ouvrage, des troubles de la lymphe elle-même, mais nous mentionnerons seulement l'inflammation des vaisseaux lymphatiques, appelée *lymphangite* (ou angioleucite, lymphatite, lymphite).

b) Transport des aliments

Dans les villosités de l'intestin grêle, les graisses passent dans les vaisseaux lymphatiques ; les sucres et les acides aminés, dans les capillaires sanguins. Au stade final de la distribution, c'est la lymphe qui transporte toute la nourriture jusqu'à chaque cellule. Le sang est chargé également de distribuer l'oxygène et, pour cela, il dispose de transporteurs spéciaux, les **globules rouges.**

c) Les globules rouges

Les globules rouges sont très petits : 6 millions par centimètre cube. Ils ont la forme de disques amincis au centre et rappellent un peu deux assiettes accolées. Ils sont élastiques et peuvent reprendre leur forme après avoir été déformés par une pression. Pris isolément, ils ne sont pas rouges mais plutôt jaunâtres.

Cette couleur leur vient de l'**hémoglobine** qu'ils contiennent. C'est une protéine qui renferme du fer et transporte l'oxygène capté dans les alvéoles pulmonaires. Par les capillaires, l'oxygène quitte les globules rouges, passe dans le plasma, et parvient ainsi finalement aux cellules. En même temps, le **gaz carbonique** passe dans le sang et est fixé par l'hémoglobine des globules rouges, qui le transporteront au poumon, où il sera rejeté.

d) Les globules blancs

Les **globules blancs** (ou **leucocytes**) circulant dans le sang n'ont rien à voir avec l'approvisionnement des cellules. Ce sont des gendarmes chargés de protéger le corps contre des substances étrangères. Certaines de ces cellules peuvent capturer ces particules, comme des microbes par exemple, en les englobant et en les ingérant (phagocytose). Quand la particule ennemie est ainsi capturée, le globule blanc sécrète des sucs qui la dissolvent. D'autres globules blancs participent d'une manière différente à la défense de l'organisme.

Quand l'organisme est infecté par quantité de microbes dangereux, le nombre des globules blancs augmente considérablement.

NOMBRE DE GLOBULES DU SANG (par mm^3)			
		Adulte	
	Enfant	Femme	Homme
Hématies (globules rouges)	4 500 000 à 5 000 000	4 300 000 à 5 200 000	4 500 000 à 5 400 000
Leucocytes (globules blancs)	5 500 à 10 000	5 500 à 9 000	5 500 à 9 000

e) La moelle osseuse

Les globules sont fabriqués dans la moelle osseuse. Lorsqu'ils sont jeunes, ils comportent un noyau comme toutes les autres cellules mais celui-ci disparaît assez vite. Les globules rouges quittent alors la moelle et passent dans le sang ; ce ne sont plus alors de vraies cellules mais des enveloppes pour l'hémoglobine qui transporte l'oxygène.

Quant aux globules blancs, ce sont de vraies cellules qui naissent dans la moelle osseuse ou dans le système lymphatique, et gardent leur noyau (pour la plupart d'entre eux).

9. Coagulation du sang

Lorsque le sang est au contact de l'air, il s'épaissit et forme un caillot. La coagulation est un phénomène très complexe où interviennent au moins quatre substances : le calcium et trois protides (le **fibrinogène**, la **prothrombine** et la **thromboplastine**). Le phénomène se déclenche dès qu'un vaisseau sanguin est blessé. Le sang entre en contact avec les tissus de la blessure et la prothrombine de ces tissus s'unit au calcium et à la thromboplastine du sang. La prothrombine se transforme alors en une autre substance, la thrombine, qui s'unit avec le fibrinogène du sang pour constituer une autre substance encore, la fibrine. Celle-ci s'organise en un réseau serré de fins filaments qui renferme dans ses mailles les cellules sanguines. Ainsi se forme un bouchon qui obture les vaisseaux et servira de fondation pour la formation des nouveaux tissus qui vont cicatriser la plaie.

La formation du caillot est un phénomène si complexe et qui nécessite tant de facteurs différents qu'il peut se réaliser incorrectement lorsqu'un seul de ces facteurs fait défaut. De nombreuses maladies du sang causent des **hémorragies par défaut de coagulation.**

Le caillot sanguin ne se forme que lorsque le sang est exposé à l'air ; c'est pourquoi cette coagulation ne se produit pas dans les vaisseaux. Si elle arrive exceptionnellement, au cours de cette maladie, elle constitue un accident dangereux : la **thrombose.**

10. Groupes sanguins

Le sang de tout individu étant plus ou moins fortement personnalisé, sa transfusion d'un donneur à un receveur n'est pas toujours possible. Ce fait est connu depuis des siècles, car il a entraîné des morts longtemps inexpliquées. A force de rechercher la cause de ces embolies néfastes, on s'est aperçu de l'existence de deux substances agglutinables A et B dans les hématies, et de deux substances agglutinantes correspondantes (a) et (b) dans le plasma. Quatre grands groupes sanguins existent, désignés par A, B, AB et O, dont voici les propriétés :

	Substances agglutinables dans l'hématie	**Substances agglutinantes dans le plasma**
Groupe A	A	b
Groupe B	B	a
Groupe AB	A et B	zéro
Groupe O	zéro	a et b

La quantité du sang injecté étant faible, les substances agglutinantes du donneur sont sans effet sur le receveur. Par contre, les substances agglutinantes du receveur agissant sur les hématies du donneur sont responsables des accidents dans les transfusions. Le schéma fléché ci-dessous indique dans quel sens les transfusions sont possibles :

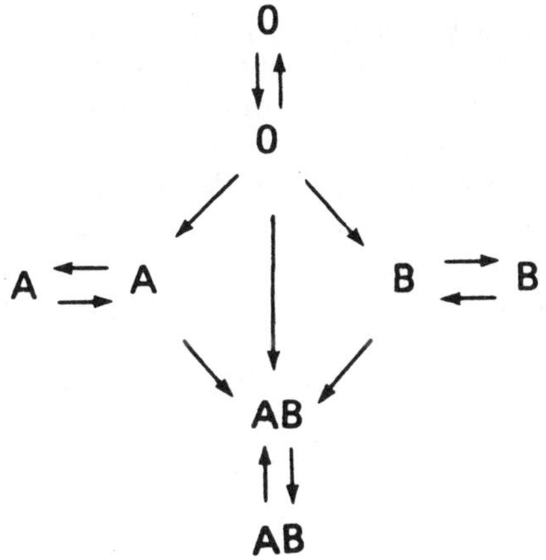

Le groupe 0 représente les donneurs universels et le groupe AB les receveurs universels.

Un autre facteur prend une importance particulière pour les enfants, le facteur Rhésus. Lorsqu'une femme Rh – (Rhésus négatif) épouse un homme Rh + (Rhésus positif), l'enfant procréé est Rh +. Le sang de la mère peut provoquer une agglutinine anti-Rh. Après trois ou quatre naissances, le sang maternel finit alors par détruire le sang du nouveau fœtus. D'où un mort-né ou un bébé à troubles sanguins qu'on sauve par une transfusion complète (exsanguino-transfusion).

(D'après le professeur Raymond Lautié,
Maladies du Sang, Editions Vie et Action)

*
* *

11. Compléments sur les capillaires

Nous avons vu plus haut que les capillaires relient le système artériel au système veineux. Ils constituent un réseau inextricable où le sang circule à faible vitesse mais sous une pression non négligeable. Leur paroi très mince est souple et armée de quelques cellules conjonctives contractiles permettant une certaine variation du diamètre de ces petits vaisseaux. Le diamètre des capillaires peut varier de 1 à 6, d'où **la nécessité de leur élasticité et aussi de la déformation élastique des globules rouges et blancs qui traversent ces vaisseaux.**

Les capillaires forment un **réseau de quatre-vingt-dix mille kilomètres de long.** Ils étalent le sang sur l'énorme surface de plus de **sept mille mètres carrés.** A leur niveau, le sérum s'écoule laminairement et le plasma obéit aux lois de l'électro-capillarité et de l'électro-osmose.

Quand un muscle passe du repos à la grande activité, le débit dans les capillaires est multiplié par dix, vingt et même quarante.

La tunique des capillaires est perforée, contrairement à celle des artères et des veines. Par ses pores à diamètre variable passent les gaz, les ions, les substances alimentaires des cellules, leurs déchets et aussi **les leucocytes** (globules blancs), **mais jamais les hématies** (globules rouges). Les capillaires ne sont donc pas que de simples vaisseaux conducteurs du sang, comme les artères et les veines. Ils sont en plus des **membranes échangeuses** qui mettent en communication certains composants du sang avec la lymphe et les cellules. C'est par leurs pores qu'à la moindre alerte défensive passent (par diapédèse) les leucocytes, ou que ces derniers abandonnent le plasma pour aller mourir dans les canaux lymphatiques, dès que leur vieillissement les empêche de bien servir l'organisme.

« Avec raison, on parle souvent du durcissement et de l'encrassement des artères, de la déformation des veines ; mais **on oublie trop le drame de l'engorgement des capillaires.** *Eux seuls sont responsables de l'intensité de l'oxygénation cellulaire, de l'alimentation suffisante ou de l'épuration profonde des tissus. Sans négliger la qualité des artères et des veines, on peut affirmer que la vigueur et la contractibilité des capillaires conditionnent la santé. De la sélectivité de leurs pores, de la faci-*

lité qu'ils offrent au passage des globules blancs, dépendent la pureté de l'organisme et son énergie.

« Les gens disent : « On a l'âge de ses artères. » Ils n'ont pas tort ; mais ils devraient ajouter : ... « et de ses capillaires ».

« Dès que les capillaires perdent de leur souplesse ; dès que leur membrane filtre mal dans un sens ou dans l'autre ; dès qu'ils entravent la circulation des globules rouges et blancs, les muscles, les organes et les glandes hormonales sont mal irrigués, mal nourris, mal oxygénés et mal épurés. D'où le surmenage du cœur, dramatique à la longue ; d'où la toxémie grandissante qui, inexorablement, affaiblit puis détruit les tissus. Il se produit alors une ischémie, *insuffisance d'irrigation sanguine, ou anémie locale.*

« Tant que les capillaires restent élastiques, ils soulagent la pompe cardiaque et même se comportent comme une sorte de « cœur secondaire », qui favorise le débit sanguin. » (Professeur Raymond Lautié, *Maladies du sang.*)

Les soins à apporter en vue de la bonne santé et de l'élasticité des capillaires sont donc fondamentaux. Nous y reviendrons au chapitre II.

CHAPITRE II

Les troubles cardio-circulatoires

1. Les causes générales

a) Des maladies incurables ?

Les affections cardio-vasculaires sont de plus en plus répandues. Nous pourrions même les dire universelles. On ne compte plus le nombre des hypertendus, des hypotendus, des artérioscléreux, des artéritiques, des athéromateux, des personnes atteintes de varices, d'hémorroïdes, de lésions mitrales ou aortiques, d'angines de poitrine (vraie ou fausse), de tachycardie, d'ulcères variqueux, etc. L'infarctus est devenu la maladie à la mode.

Près de la moitié des habitants des pays dits évolués meurent de troubles cardio-vasculaires. Des exemples fameux sont fréquemment cités. Il suffit de regarder autour de soi... L'artériosclérose fait plus de victimes que le cancer et la tuberculose réunis.

Pour la médecine « officielle », les causes de ces « maladies » sont mal définies, le plus souvent contradictoires, et la plupart expriment des conclusions pessimistes. Ces maladies sont-elles donc incurables, comme on le pense généralement ? Les médicaments sont-ils de quelque utilité ? Faut-il, en désespoir de cause, faire intervenir la chirurgie ?

b) Le point de vue hygiéniste

La psychosomatique naturelle propose-t-elle des solutions valables ? Et quels en sont les résultats effectifs, à bref et à long terme ?

L'état défectueux du cœur et des artères ne peut pas être isolé d'un contexte organique général. La maladie n'affecte pas un seul organe pris en particulier, laissant absolument intactes les autres parties de l'organisme. La maladie est générale. L'altération d'un organe dans son fonctionnement et sa structure est toujours en relation avec une toxémie qui affecte l'organisme tout entier. Une des parties se trouve plus « touchée » que les autres ; les troubles, les douleurs, les processus d'élimination sont plus puissants et actifs en certains points selon des facteurs individuels : tempérament et diathèse, agressions auxquelles se trouve soumis l'organe en cause, etc.

Il est vain, dans la plupart des cas, de chercher une cause purement locale aux symptômes locaux de troubles organiques ou fonctionnels. La méthode à courte vue consistant à étudier exclusivement le rôle de germes, de virus, d'agents pathogènes spéciaux, ne mène guère qu'à l'accumulation de faits analytiques innombrables, faisant perdre de vue **l'unité du corps vivant.**

Une circulation défectueuse peut être observée chez des individus robustes ou obèses comme chez des débiles et des maigres. Les extrémités sont facilement froides, les engelures fréquentes ; le nez rougit ; le sujet se plaint de doigts morts, de crampes (surtout la nuit), de fourmillements dans les membres, de « faux pas du cœur », de douleurs dans le bras gauche et les mollets ; les mains sont congestionnées, les veines saillantes ; les jambes et chevilles sont enflées. Le patient se plaint encore de douleurs à la marche et même au repos. Certains vaisseaux (ceux du cou et des tempes en particulier) sont très apparents et « battent » fort. L'artériosclérose est fréquente.

Les personnes dont la circulation est défectueuse ont des vaisseaux durcis, sclérosés par les toxines et les toxiques. Les « humeurs » sont encombrées par ces toxines et toxiques non éliminés, que le foie ou les reins, surmenés, ne parviennent pas à transformer, neutraliser, expulser. Le sang est « épais », suivant l'expression habituelle (hémogliase). Les tissus superficiels du corps sont difficilement irrigués et manquent du sang pur qui leur apporterait en abondance l'oxygène et les matériaux indispensables à leur entretien (anoxie) ; le gaz carbonique est mal éliminé ; la peau est réduite à une semi-activité permanente, d'où l'impression de froid que ressentent ces personnes à la moindre baisse de température.

c) Importance de l'alimentation

Souvent, chez ces personnes, l'alimentation est excessive et principalement constituée de produits dénaturés : amidons et farineux traités (farine blanche, pain blanc, riz décortiqué, etc.), protides inadéquats (viandes aux albumines dégradées, lait et œufs « industriels », etc.), graisses surcuites, industrialisées, raffinées, sucre blanc, pâtisseries, sucreries, conserves, crèmes glacées. Les excitants : café, thé, chocolat, alcool et boissons fermentées sont habituels ; ils procurent une impression d'euphorie qui engendre des habitudes difficiles à corriger (toxicomanie). Chez les maigres et les débiles qui recherchent une nourriture « riche », on note une surabondance d'aliments excessivement concentrés. Une assimilation défectueuse est également due aux facteurs généraux que nous allons maintenant rappeler.

d) Autres causes

Les **vêtements** sont généralement trop abondants (par crainte du froid) ou trop serrés (port de corset, de gaine, de soutien-gorge, de jarretières, de souliers trop petits...). Les chaussures trop étroites ou aux talons trop hauts interviennent négativement dans les processus circulatoires.

L'**exercice physique** est insuffisant. La station debout ou assise est trop peu entrecoupée de marche au grand air, d'exercices abdominaux, diaphragmatiques et respiratoires.

L'organisme a été débilité par une toxémie prolongée, la fatigue nerveuse, le **stress,** le surmenage, les excès dans divers domaines.

Le **facteur mental** est souvent défectueux. Les soucis et les tracas, l'anxiété, l'angoisse, les émotions exagérées, l'envie, la jalousie, la rancune, la rumination mentale « durcissent les artères », disaient déjà les premiers hygiénistes.

L'insuffisance cardiaque et les autres troubles cardio-vasculaires, quand ils sont observés, sont souvent imputables à ces causes. Chez les femmes qui prennent la « **pilule** » **anticonceptionnelle,** les troubles circulatoires peuvent être — immédiatement ou à échéance — aggravés d'une manière parfois dramatique, et plus encore avec l'association tabac-alcool-pilule.

2. Nocivité des médicaments et des pratiques médicales

Ne négligeons pas l'influence des médicaments, chimiques ou même dits « naturels » pour certains, et des pratiques médicales et chirurgicales inconsidérées. Il s'agit là de facteurs déséquilibrants. A cause d'eux, la toxémie est de plus en plus grave, l'énergie nerveuse s'affaiblit, l'état général de santé s'abaisse progressivement et, ainsi, la porte se trouve ouverte à tous les troubles de santé.

Insisterons-nous sur les pratiques chirurgicales consistant à exciser les veines, à les scléroser, à les remplacer par des tuyaux en matière plastique ? Ce sont là des pratiques souvent barbares **qui ne corrigent nullement les causes** et sont suivies, à plus ou moins long terme, de rechutes et complications.

a) Une expérimentation

De nombreux médicaments sont proposés aux cardiaques : anticoagulants, substances destinées à abaisser ou à élever la tension artérielle, anticholestérolémiants, etc. A leur sujet, une étude statistique importante, conduite dans plusieurs hôpitaux des Etats-Unis, a montré que le taux de mortalité était plus élevé chez les malades qui recevaient ces médicaments que chez ceux qui ne « bénéficiaient » d'aucune thérapeutique.

Une expérimentation a été réalisée par le docteur Stewart Gorney, à l'Institut de recherches sur la longévité, Santa Barbara (Californie, U.S.A.), en 1975. Il s'agissait de personnes présentant des troubles cardiaques et autres. L'alimentation était conçue de la manière suivante :

— *Petit déjeuner :* flocons d'avoine, lait écrémé, pain de blé bis, fruits frais.

— *Déjeuner :* légumes verts crus et cuits, 60 g environ de viande maigre, volaille ou poisson.

— *Dîner :* également très léger.

Chaque jour, les sujets de l'expérience se livraient à des exercices physiques réalisés sous contrôle médical.

Le docteur Gorney écrit : « *Cette alimentation et ces exercices physiques ont en quelques semaines permis de réaliser des prodiges. La circulation du sang s'est améliorée ; le taux d'oxygène sanguin s'est élevé. Une meilleure circulation a rapidement entraîné des progrès vers la santé. Des patients qui présentaient des symptômes précis sont revenus à une santé normale. Notamment, il s'agissait d'insuffisance coronarienne, d'angine de poitrine, d'hypertension, de douleurs dans les jambes, de diabète, de rhumatisme, de goutte et d'autres symptômes de maladies vasculaires dégénératives. En 30 jours, l'état de la plupart de ces personnes s'est amélioré au point qu'elles ont abandonné les médicaments.* »

Médicaments cardio-vasculaires et iatrogénie

« La iatrogénie est devenue un problème majeur, représentant de 5 à 10 % des troubles observés en médecine générale et de 1 à 5 % du recrutement hospitalier, en cardiologie. Au-delà des problèmes médicaux proprement dits, s'ajoutent les répercussions économiques et médico-légales. Au cours d'une table ronde consacrée à la surveillance des thérapeutiques cardiologiques (président : professeur Grogogeat), plusieurs orateurs ont montré que la réduction de cette iatrogénie passait obligatoirement par une surveillance plus rigoureuse des traitements. » (*Le Quotidien du Médecin,* 3/10/1980.)

b) Risques inhérents à l'utilisation des anticoagulants

Les facteurs du risque hémorragique tiennent au mécanisme du saignement, au type clinique, à la localisation de l'hémorragie et à la médication utilisée.

a) Dans un tiers des cas environ, il y a hypocoagulabilité thérapeutique excessive à titre isolé ; assez souvent, il existe des facteurs associés : sujet hypertendu, âgé, déficit en facteur hémostatique (insuffisance hépatique) ou en plaquettes (administration simultanée d'anticoagulant, de dérivés salicylés, de butazolidine) ; souvent enfin, il existe une lésion locale qui sert de point d'appel au saignement : ulcération du tube digestif, péricardite de l'infarctus, néphrite interstitielle et lithiase...

b) Si, fréquemment, il s'agit d'ecchymoses, d'hématuries, de gingivorragies, généralement sans gravité, il peut s'agir aussi soit d'hémorragies diffuses, soit d'hémorragies viscérales localisées abondantes ou récidivantes. Parmi ces localisations graves, on peut citer les hémorragies du tractus digestif, les hémorragies intra et rétro-péritonéales, l'hémopéricarde, l'hématome pharyngo-laryngé asphyxiant et l'hématome bilatéral des surrénales ; en outre, les hémorragies fœto-placentaires et les plus graves de toutes, à évolution mortelle parfois, celles des centres nerveux et des méninges.

c) Les accidents graves s'observent essentiellement avec les antivitamines K dont l'action se prolonge notablement après cessation de leur administration. L'héparine s'élimine rapidement.

c) Risques inhérents à l'utilisation des hypotenseurs

Ces traitements exposent à deux ordres de risques : ceux tenant aux propriétés pharmacodynamiques de chaque groupe médicamenteux, ceux de l'hypotension provoquée.

Les dérivés de la Rauwolfia : on peut observer quelques incidents : asthénie, somnolence, diarrhée, congestion oculo-nasale et deux accidents : un état dépressif, chez les prédisposés avec risque de suicide, et des hémorragies (avec la réserpine à fortes doses).

Les hydralazines (Nepresso) : les hydralazines donnent parfois des vertiges, nausées, vomissements, parfois un angor d'effort par effet tachycardisant et augmentation du débit cardiaque, des manifestations arthritiques qui peuvent être associées à un tableau de lupus érythémateux disséminé (avec présence de cellules L.E. dans le sang).

Les ganglioplégiques (Inversine) : ils sont mal tolérés. Ils entraînent une hypotension orthostatique (vertiges, lipothymies) et surtout des variations tensionnelles qui peuvent exposer à des accidents cérébraux. Ils réduisent le débit circulatoire rénal et coronarien avec risque d'aggravation d'une insuffisance rénale, d'apparition d'une ischémie myocardique. Ils sont à l'origine de troubles fonctionnels multiples et gênants (par blocage des voies sympathiques et vagales) : troubles visuels, sécheresse de la bouche, constipation, impuissance, voire occlusion intestinale, rétention d'urine.

La guanéthidine (Isméline) : elle provoque également une hypotension orthostatique, une réduction des débits coronarien et rénal.

La méthyldopa (Aldomet) : l'hypotension orthostatique est fréquente ; il y a risque d'ischémie cérébrale et myocardique.

Les dérivés thiaziques : l'insuffisance rénale en contre-indique l'emploi. C'est essentiellement l'hypokaliémie qu'il faut redouter, à compenser par l'apport oral de chlorure de potassium. L'effet hypotenseur serait surtout obtenu dans la mesure où la médication détermine une certaine hypokaliémie.

d) Substances susceptibles de favoriser un spasme coronarien

— Bêta-bloquants non sélectifs et bêta-bloquants cardio-sélectifs si la posologie est importante.
— Stimulants alpha-adrénergiques.
— Alcaloïdes de l'ergot et dérivés.
— Stimulants cholinergiques (Carbacholine, Néostigmine, Pyridostigmine, Ambénomium) et autres médicaments à propriétés parasympathomimétiques (Succinyldicholine, Halothane, Cyclopropane, ATP, Clonidine).
— Divers : Vasopressine (le spasmogène le plus puissant), Angiotensine, Thromboxane (TXA_2).

e) Les vasodilatateurs

L'insuffisance cardiaque est fréquemment traitée par des vasodilatateurs périphériques. Ceux-ci entraînent une telle accoutumance que l'interruption d'un traitement de ce type doit être très progressive, au risque d'entraîner une dégradation rapide de la condition cardiovasculaire. Un exemple a été récemment fourni par l'étude de 10 insuffisants cardiaques décompensés traités par diurétiques et prasozine, à la dose de 12 mg par jour. Au bout de 15 jours, la prasozine a été interrompue brusquement : 3 malades ont dû être hospitalisés d'urgence en raison d'une aggravation de leur état. Chez les autres, l'épreuve d'effort a donné des résultats au moins équivalents à ceux constatés sous traitement.

f) Troubles sexuels dus à certains médicaments

Les médicaments contre la tension sont assez fréquemment responsables de troubles sexuels : bloqueurs adrénergiques (guanéthidine, béthanidine, débrisoquine), retard ou diminution de volume de l'éjaculation, impuissance, diminution de la spermatogenèse, d'où possibilité, à échéance, d'une atrophie des organes génitaux, à tel point que l'on a proposé l'étude des dérivés bloqueurs adrénergiques comme contraceptifs masculins et que ces drogues sont parfois utilisées en urologie pour inhiber l'érection après une opération.

Le clofibrate a été incriminé dans des cas d'impuissance et de diminution de la libido.

g) Soins dentaires et troubles cardiaques

Les docteurs Howell et William, de l'Institut de recherches dentaires de Bethesda, ont constaté des endocardites bactériennes après des soins dentaires donnés à des patients auxquels on avait posé une valve aortique. Ces endocardites peuvent se produire plusieurs mois après l'intervention chirurgicale. On a également observé des rhumatismes articulaires aigus après intervention. Les patients avaient reçu, à titre prophylactique, 600 000 unités intramusculaires de pénicilline à deux reprises, avant et après les extractions dentaires.

h) Contre le trac... et contre le cœur

Certaines personnes sujettes au trac utilisent des médicaments bêtabloqueurs, en particulier le propanolol (Avlocardyl). Or, ces médicaments ont de nombreuses contre-indications : par exemple, les insuffisants cardiaques, les asthmatiques, les diabétiques risquent de voir leur trac remplacé par... l'hospitalisation (*Le Quotidien du Médecin*, 3 décembre 1980).

i) Phytothérapie toxique

Bien des plantes sont vantées pour le cœur et la circulation : digitale, strophantus, ouabaïne, laurier-rose, muguet, thévétia, lobélie, *Adonis vernalis,* chanvre du Canada, scille, cola, genêt, laurier d'Apollon, belladone, café, thé, éphédra, quinquina, pavot, khella, rauwolfia, aloès, cactus, etc. Ce sont toutes, hélas ! des poisons.

Nous ne recourons donc pas, en psychosomatique naturelle, à de telles substances qui, comme les médicaments de synthèse, peuvent procurer des effets considérés comme favorables mais suivis, à plus ou moins brève échéance, de rechutes ou de complications plus ou moins désagréables ou graves.

j) La conduite à tenir

A quoi bon porter des bas à varices, qui enserrent étroitement les jambes, entraînant une atonie des tissus, empêchant la libre circulation du sang — remède souvent pire que le mal ?

A quoi bon scléroser artificiellement les veines ou les hémorroïdes gonflées si les causes ne sont pas rectifiées ? Si les causes persistent, d'autres vaisseaux ne seront-ils pas affectés à leur tour ? Et que deviendront, plus tard, les vaisseaux sclérosés, durcis, « en tuyau de pipe » ? Ne risquent-ils pas de se rompre à tout moment ? Les ulcères, les phlébites, l'artérite, les complications cardiaques sont-ils réellement prévenus par ces traitements locaux et superficiels ?

La chirurgie, qui prétend, par l'ablation d'une veine et éventuellement par la greffe d'un vaisseau artificiel en matière plastique, « guérir » de la mauvaise circulation dans un membre, présente-t-elle un intérêt réel ? Permet-elle le retour à la santé ?

Le **bon sens**, ici encore, nous incite **à rechercher les causes et à les rectifier**. Nous ne nous contenterons donc pas d'améliorations superficielles et transitoires, de palliatifs momentanés, mais nous chercherons, comme toujours, à rétablir la vraie santé, état général d'harmonie physique et mentale. La circulation ne deviendra pleinement satisfaisante, les troubles ne seront vraiment éliminés, que lorsque l'organisme aura subi une purification, une désintoxication bien conduite par l'organisme lui-même à qui nous devons laisser cette possibilité. La régénération des tissus endommagés ne peut être espérée si cette première phase de désintoxication n'a pas eu lieu.

Les soins locaux, parfois indispensables, doivent toujours être précédés et assortis de soins généraux. A défaut de ces soins généraux, les rechutes et complications sont inéluctables.

3. Soins d'hygiène naturelle

a) Désintoxication

Il faut avant tout permettre à l'organisme de se libérer des produits de déchets qui encombrent le sang, la lymphe et les tissus.

Pour ceux qui le peuvent, et avec prudence et progression, le jeûne complet à l'eau seule constitue une mesure à laquelle il est souvent bon de recourir. Ce jeûne peut être également rythmé, c'est-à-dire suivi un jour sur deux, ou encore plusieurs jours de suite.

Il est bon de l'entrecouper de périodes d'**alimentation dite de désintoxication** comprenant, suivant la tolérance individuelle, des aliments naturels d'origine végétale : légumes verts, carotte crue, huiles vierges, citron, orange, pamplemousse, autres fruits frais bien mûrs et de provenance biologique ; puis, progressivement, légumes verts cuits, fruits en compote, etc. (tous les détails sont donnés dans notre ouvrage : *Votre santé par la Diététique et l'Alimentation saine,* même éditeur).

Les **crises de désintoxication** ne doivent pas être un sujet d'inquiétude si les opérations sont bien conduites ; elles sont presque toujours indispensables et sont le signe d'une heureuse évolution. Urines chargées, écoulements, migraines, fièvre, transpiration, douleurs diverses, fatigue, langue chargée, nausées, vomissements, troubles du rythme cardiaque, etc., sont habituels et normaux pendant cette période.

b) Alimentation saine et rationnelle

Après cette première période de purification, l'adoption d'une alimentation correcte est indispensable. Nous insisterons tout particulièrement sur les points suivants :

— **réduction des liquides** (eau, autres boissons, soupes, légumes cuits...), afin de réduire le travail du cœur ;

— **élimination des produits les plus nocifs :** graisses et huiles cuites, viande et poissons très gras, pâtisseries, sucreries ; suppression ou réduction des conserves, aliments concentrés et dévitalisés ; abstention d'excitants : épices, moutarde, café, thé, alcool... ; suppression du sel blanc et consommation très modérée de sel marin complet ;

— **suppression absolue du tabac** ;

— **alimentation riche en légumes biologiques frais**, avec équilibre des apports en hydrates de carbone, protides et graisses. Les huiles seront d'origine végétale biologique, vierges, non hydrogénées. Les fruits (toujours biologiques), sont à prendre en dehors du repas.

c) Règles générales d'hygiène

— **L'exercice physique** est indispensable, spécialement sous forme de marche rapide, à grands pas, en « développant » et non en posant les pieds à la manière des éléphants ; sous forme également d'exercices respiratoires et abdominaux (on sait l'importance du muscle diaphragme dans la circulation). L'utilisation du *Respirator* de Plent est conseillée. Nous ne reprendrons pas ici en détail les développements que nous avons donnés à ce sujet dans notre ouvrage *Traitements naturels des affections respiratoires* (même éditeur). Les exercices seront exécutés de préférence sur une planche inclinée, les pieds plus hauts que le tronc, sauf contre-indication médicale.

— **Enveloppements** humides des membres, alternativement chauds et froids.

— **Repos** fréquent, dans la position allongée, jambes surélevées. Sommeil régulier et suffisant. Relaxation générale.

— **Air pur** et bien oxygéné, en gardant à l'esprit l'importance de l'**ionisation négative.**

— **Climat** plutôt sec, dans une région bien ensoleillée.

— **Habitat** construit en matériaux sains, orienté vers le Sud. Prise en considération de données géobiologiques (recherches en cours).

— **Bain de soleil,** avec prudence et progressivité (jamais directement sur les varices d'une manière prolongée, ni sur la tête).

— **Harmonie émotionnelle,** réduction des dépenses excessives dans tous les domaines. Voir notre ouvrage : *Psychothérapie par les méthodes naturelles* (même éditeur).

— **Suppression de la pilule anticonceptionnelle.**

d) Autres points importants

Nous voudrions maintenant insister sur quelques points trop rarement pris en considération :

Importance du bain d'eau, du bain d'air, de la douche quotidienne (tiède, suivie d'aspersion d'eau froide), de la friction énergique du corps entier (au gant de crin ou à la serviette rugueuse). La peau ne doit pas rester « délicatisée », suivant l'expression du docteur Jackson.

Le bain d'air est peut-être supérieur au bain d'eau ; il stimulerait mieux la circulation, ce qui peut être constaté par l'augmentation de la proportion d'hémoglobine dans le sang, plus grande après le bain d'air qu'après le bain d'eau.

Le bain d'air peut être pris chaque matin au cours de la toilette : il suffit de se déshabiller complètement et, si possible, de laisser la fenêtre ouverte. Il est sans doute préférable de commencer au printemps ou en été, mais il faut avoir suffisamment de persévérance pour continuer en automne et en hiver. Bien entendu, il faut opérer avec précaution. Au début, quelques minutes suffisent si le temps est frais. La durée peut être augmentée progressivement, jusqu'à 15 minutes. Pour ne pas prendre froid, il faut se remuer et se frictionner. Les personnes très frileuses peuvent se remettre au lit 5 ou 10 minutes pour se réchauffer convenablement.

Intérêt considérable de l'exposition au soleil du corps entier (tête couverte), autant que possible. Il ne faut pas oublier l'action des rayons ultraviolets dans le processus de transformation des stérols, provitamine D, en vitamine D, facteur important d'assimilation du calcium. Dans les régions pauvres en soleil naturel, les rayons ultraviolets artificiels sont fréquemment conseillés mais notre avis est très réservé à leur sujet, car il s'agit de rayons privés de leur contexte naturel, et ils risquent d'être déséquilibrants. Aucun rayon artificiel ne remplacera jamais le rayonnement solaire (1).

1. Insistons bien sur le fait que les varices ne doivent pas être exposées aux rayons du soleil ardent. Prudence également pour les hypertendus.

4. L'alimentation de santé

a) L'alimentation moderne, source de déséquilibre

Une nourriture composée de produits dévitalisés, industrialisée, altérée par une conservation défectueuse et par les substances chimiques, empoisonnée, ne peut certainement pas apporter au corps les substances dont il a besoin, en particulier les minéraux, vitamines et oligo-éléments.

De son côté, la suralimentation est cause de fermentations et de putréfactions gastro-intestinales avec destruction de nutriments et altération de la muqueuse digestive.

La consommation insuffisante ou excessive de protides, la consommation excessive de protides animaux, de graisses animales de mauvaise qualité, l'utilisation régulière de graisses et d'huiles cuites, l'abus d'aliments farineux et sucrés, la consommation d'excitants et d'épices trop violents ont les conséquences les plus fâcheuses sur l'état de santé.

Des troubles tels que l'arthritisme, le rachitisme, l'artériosclérose, les affections des reins, du foie, du tube digestif, passent presque inaperçus pendant un certain temps mais annoncent la dégénérescence organique. L'efficience des organes sensoriels s'abaisse progressivement mais, sous l'influence des médicaments habituels, personne n'y prend plus garde. Le tabac, l'alcool et les drogues compliquent encore la situation.

On incrimine l'âge mais celui-ci n'intervient normalement que dans une faible mesure. Les animaux en liberté gardent l'intégrité de leurs fonctions jusqu'à leur dernier souffle, sauf exception.

b) Conseils pour la composition de la ration alimentaire

Nos aliments sont généralement classés en plusieurs catégories, en fonction de leur destination nutritionnelle :

— **Les aliments dits vitalisants ou alcalinisants ou nettoyeurs :** les légumes et les fruits (salades, persil, cerfeuil, etc., et aussi quelques légumes-racines : carotte, betterave rouge). Les fruits qui entrent dans cette catégorie sont des fruits aqueux : pommes, poires, prunes, cerises, figues fraîches, oranges, etc. Ces aliments sont riches en vitamines et en oligo-éléments.

— **Les aliments plastiques ou réparateurs :** protides ou azotés. Ils interviennent dans la croissance, notamment musculaire, et dans les phénomènes de réparation organique (après blessure ou maladie, mais aussi chez la femme enceinte ou allaitante, chez l'enfant, etc.). Ce sont notamment le lait, les fromages, la viande, les fruits oléagineux (noix, noisettes, amandes, sésame), les légumineuses (haricots, pois, fèves, lentilles, etc.).

— **Les aliments énergétiques** qui, en principe, fournissent les calories et apportent le sucre sous diverses formes :

a) *En premier lieu :* les aliments farineux (céréales, pain, pommes de terre, riz, pâtes alimentaires, châtaigne, etc.).

b) *En deuxième lieu :* le sucre, le miel et leurs dérivés.

c) *En troisième lieu :* les huiles et les graisses.

c) Répartition de la ration

Un bon moyen mnémotechnique est la formule 60/20/20. En poids, environ 60 % de légumes et de fruits, crus et cuits + 20 % d'aliments protidiques + 20 % d'aliments glucidiques (farineux et sucres).

En ce qui concerne les aliments gras, il en faut très peu et nous ne les incluons pas dans la formule ci-dessus pour ne pas la compliquer. Disons, à titre d'approximation, que 5 % de la ration suffisent en huile et en graisse ajoutées.

Il y a donc lieu d'assembler les aliments afin d'éviter les excès ou les carences de l'une ou de l'autre catégorie. Par exemple, un repas équilibré pesant au total 500 grammes sera composé de :

— 60 % (soit 300 grammes) de légumes et de fruits crus ou cuits.

— 20 % (soit 100 grammes) d'aliments farineux et sucrés (pain, pommes de terre, riz, etc.).

— 20 % (soit 100 grammes) d'aliments protidiques, c'est-à-dire 2 œufs ou du fromage, ou des légumineuses (ou, pour ceux qui en prennent : viande maigre ou poisson).

C'est la proportion applicable au **sédentaire**. Si un travail physique est requis ou si la température est basse, il y a lieu d'augmenter la ration d'aliments farineux et sucrés et de réduire la proportion des légumes et des fruits. Par temps chaud, on diminue la ration d'aliments farineux et sucrés et on augmente celle de légumes et de fruits.

Il n'est pas possible de donner d'indications plus précises, sur un plan général, car il appartient à chacun d'entre nous d'agir suivant sa propre expérience, en commençant par une ration faible et en l'augmentant progressivement en fonction des symptômes éprouvés. Chacun doit devenir son propre guide et, dans une large mesure, son propre médecin.

d) L'alimentation normale

Alimentation très légère, composée essentiellement de produits biologiques obtenus dans des sols régénérés. Voici donc un schéma de régime alimentaire correct, à adopter habituellement en dehors des périodes de désintoxication (sauf contre-indication médicale) :

— **Matin à jeun :** eau seule (ou jus de fruit biologique), ou fruit (si bien toléré).

— **Petit déjeuner** (à prendre 1/2 heure ou 1 heure ensuite, pas après 8 h 30) : variable suivant la température et le travail :

— soit 1 fruit frais ou des fruits secs trempés + 1 tasse de lait non bouilli (ou caillé, ou en poudre) ou fromage blanc ou yogourt ;

— soit 1 infusion légère (malt, maté, thé léger, sauge, thym, lavande, mais pas de café) ;

— soit 1 ou 2 biscottes complètes (ou biscuits complets ou galettes de riz, ou pain bis au levain) + miel, infusion, 1 cuillerée à café de purée de fruits oléagineux ou fromage blanc bien égoutté ;

— soit un petit déjeuner avec cacao ou préparation telle que le Bircher-Muesli ;

— soit... rien du tout, si vous n'avez pas faim ou si le repas de la veille au soir a été copieux. De toute manière, variez la formule d'un jour à l'autre.

— **Midi :** salade et crudités ; un peu de légumes verts cuits soigneusement : 50 à 100 g de viande maigre ou de poisson maigre, sans sauce. Remplacer fréquemment la viande par 30 ou 50 g de gruyère ou hollande jeune ou par 40 ou 60 g de bon fromage, ou par 1 œuf frais poché, cuit mollet ou incorporé. En plus, un peu de pain bis ou de pâtes alimentaires ou semoule, ou riz complet, ou pommes de terre, ou autre aliment farineux (biscottes, châtaignes, etc.). Au dessert (facultatif) : 1/2 pomme bien mûre, ou préparation maison.

Ne rien prendre d'autre, afin de ne pas gêner la digestion.

— **Après-midi :** ne rien prendre sauf eau, ou infusion légère. Manger tôt le soir. (Si travail physique, ou pour les enfants : goûter léger possible.)

— **Soir :** salade ; éventuellement soupe fraîche ; 1 légume cuit ; prendre en plus, si on y tient : 1 tranche de pain bis ou un peu de riz complet, de pâtes, de semoule, de pâtisserie sèche de ménage ; fromage, œuf incorporé. Facultativement : dessert (par exemple flan ou crème maison).

Faire ce repas du soir le plus simple et le plus léger possible.

e) Cas particuliers

Les constipés feront bien de le composer uniquement de légumes cuits et crus, seuls ou avec soupe de légumes verts et quelques pruneaux secs trempés (éviter les fruits acides le soir). Eventuellement aussi, infusion légère (tilleul, verveine, oranger) après ce repas ou au coucher (avec sucre complet ou miel). Les repas de midi et du soir peuvent être intervertis. On peut y ajouter régulièrement, matin et midi : levure alimentaire, blé germé, etc. Pour la salade : huile d'arachide vierge, d'olive, de tournesol, de sésame, de carthame, de courge, etc. (en variant).

En cas de travail ou d'exercice physique intense, ou encore d'exposition au froid, prendre une collation « calorique » vers 10 heures et 16 h 30 (quelques fruits secs ou biscuits secs). Cette remarque s'applique aussi à presque tous les enfants.

Des exemples de menus pour chaque saison (52 jours) sont donnés dans notre ouvrage *Votre Santé par la Diététique* (Editions Dangles).

Ne pas oublier le caractère essentiel du recours aux facteurs naturels de santé : air, soleil, repos, équilibre émotionnel, etc. Chaque jour, exercice physique au grand air, notamment sous forme de marche

2. Voir du docteur J.-E. Ruffier : *Gymnastique quotidienne* (même collection, Editions Dangles).

rapide (sans aller jusqu'à la fatigue) ou de gymnastiqu exercices oxygénants, Respirator...).

Après le repas, détente et relaxation.

f) Conseils importants

— Il est préférable de prendre **salade et crudités au début du repas.**

— **Repas simples :** peu d'aliments différents à chaque repas, mais variez d'un repas à l'autre. Pas d'alimentation monotone. Présentez des plats attrayants mais sains.

— **Mangez toujours très modérément. Mastiquez à fond,** lentement. Insalivez soigneusement vos aliments. Calme et gaieté à table. Appréciez les saveurs naturelles.

— **Ne mangez que si vous avez vraiment faim.** Si fatigué, nerveux, indisposé, mal à l'aise, enrhumé, frileux, très constipé, en période de diarrhée, sautez le repas et reposez-vous : eau seule et jus de légumes verts, crus ou cuits. Sautez autant de repas qu'il faudra jusqu'à la disparition des malaises et au retour de la vraie faim. Il est bon, d'ailleurs, de sauter systématiquement un ou deux repas par semaine, ou même plus.

— **Jamais de grignotage entre les repas** (bonbons, biscottes, biscuits, fruits...).

— Les repas indiqués pour midi et soir peuvent être intervertis. **Mangez peu le soir.**

— **Prenez garde à l'excès de fruits acides !** Les fruits pris à contretemps sont à l'origine de fermentations, ballonnements, diarrhée, amaigrissement, déminéralisation.

— **Dormez au moins huit heures par jour.** Reposez-vous chaque fois que possible, avant et après le repas (surtout à midi). En cas d'asthénie, repos plutôt que nourriture en excès. Le faible qui se suralimente s'affaiblit encore. L'alimentation doit être rééquilibrée.

g) Compléments alimentaires de reminéralisation

Fréquemment, dans la fatigue, la dépression et les troubles nerveux, des signes de déminéralisation sont observés : il y a carence de calcium ou insuffisance d'assimilation d'autres oligo-éléments. Des compléments alimentaires naturels peuvent alors se révéler particulièrement bienfaisants :

— **Levure alimentaire sèche :** apporte en abondance des vitamines B (équilibre nerveux).

— **Huile de pépins de courge :** 1/3 ou 1/4 de cuillerée à café chaque jour.

— **Pollen :** une cuillerée à café ou à soupe par jour.

— **Blé germé :** une cuillerée à café ou à soupe par jour, le matin de préférence.

— **Chlorure de magnésium :** conseillé par le professeur Raymond Lautié ; la ration d'entretien peut en comporter un ou deux grammes, avec un jus de fruit ou de légume, de préférence le matin à jeun.

Les aliments suivants figureront dans la ration de chaque jour : crudités (carotte, betterave rouge, navet, persil...) ; quelques fruits oléagineux (noisettes, amandes, pistaches, noix du Brésil) ; fromage blanc frais, fromage à pâte ferme, œuf biologique.

On s'abstiendra impérativement de certaines boissons toxiques susceptibles d'induire des troubles du métabolisme : alcool, café, boissons dites hygiéniques et comportant coca, kola, acide phosphorique, caféine, etc. On leur préférera des jus de fruits de provenance biologique, en quantité modérée, en dehors des repas.

Un facteur nutritionnel à ne pas négliger est l'héliose (le bain de soleil est indispensable ou, à défaut, pendant la mauvaise saison, le bain d'air).

Ces mesures favorisent le métabolisme général et notamment celui du calcium.

5. Le jeûne

a) Abstention totale d'aliments

Le jeûne consiste à supprimer absolument toute nourriture et toute boisson, à l'exception de l'eau seule. En fait, la plupart des jeûnes médicaux ou hygiénistes sont mitigés.

Dans certains cas, rares il est vrai, les laxatifs et purgatifs peuvent être utiles. Les intestins peuvent être surchargés d'aliments décomposés, fermentés, putréfiés, et il est préférable de les débarrasser de ces sources de toxiques.

Dans d'autres cas, afin de réduire le risque de crises d'acétonémie et d'acétonurie, on donne chaque jour une ou deux cuillerées à café de miel doux. Certains médecins naturopathes conseillent des tisanes ou des infusions, sucrées ou non. D'autres préfèrent une diète de bouillon d'herbes.

Des praticiens prescrivent des jus de fruits ou de légumes verts, non farineux. Nous mettons en garde contre les jus de fruits donnés abusivement au cours de la maladie aiguë ; rappelons qu'ils risquent de faire tomber la fièvre, par abaissement du niveau des réserves d'énergie nerveuse de l'organisme, et qu'ils ralentissent ainsi les processus d'élimination des toxines et de reconstitution des structures.

b) Quand et comment jeûner ?

— Il est indispensable de jeûner en cas de troubles aigus avec fièvre.

— Les jeûnes de plus de 3 jours doivent être supervisés par un médecin naturopathe expérimenté.

— La reprise alimentaire s'opère avec précaution. Après un jeûne court de 1 à 3 jours, l'alimentation normale peut être reprise progressivement en 3 jours.

— Il est déconseillé de prendre des médicaments, du café, ou de l'alcool durant le jeûne.

c) Le régime de désintoxication

Il s'agit ici d'une alimentation très réduite consistant en légumes et fruits frais, avec adjonction éventuelle, notamment par temps froid, de bouillon de légumes ou même de légumes non farineux cuits.

Cette formule peut être appliquée par ceux qui ne peuvent ou ne veulent pas jeûner, qui ne peuvent interrompre leurs activités ou qui vivent dans un milieu où les conceptions naturelles ne prévalent pas. Ce régime peut être suivi pendant plusieurs jours et même jusqu'à une ou deux semaines si la température extérieure et le poids du patient le permettent.

6. Aliments conseillés et déconseillés

a) Aliments très conseillés

Ces aliments doivent former la partie la plus importante de la ration : environ 60 % en poids.

1) Fruits frais :

— *Fruits doux :* caroube, cerise douce, bigarreau, figue fraîche, pomme douce, poire douce, poire d'avocat, prune reine-claude, raisin doux, melon, pastèque.

— *Fruits mi-acides :* abricot, anone, cerise, figue de Barbarie, goyave, kaki, mangue, papaye, pêche, pomme, prune, raisin.

— *Fruits acides :* ananas, bibasse, citron, clémentine, fraise, framboise, grenade, groseille, mandarine, mûre, orange, pamplemousse, tomate.

2) Légumes verts à consommer crus et en salade : ail, algues (certaines), arroche, asperge (pointes jeunes), aubergine, bette ou poirée, carde, cardon, carottes (jeunes fanes), céleri vert (branches), céréales germées (jeunes pousses), cerfeuil, chicorée, champignons comestibles, chou vert jeune, chou de Bruxelles, choucroute naturelle, claytonne, concombre, courge, courgette, cresson, échalote, endive, épinard jeune, fenouil, haricot vert, laitue, lamier blanc, mâche, navet, oignon, oseille, ortie dioïque (jeunes pousses), persil, pé-tsaï, pissenlit, poivron doux, pourpier, radis (jeunes fanes), raiponce cultivée, salsifis (jeunes feuilles), scarole, scorsonère (jeunes feuilles), tomate.

3) Légumes verts à consommer cuits et en soupe : ail, algues (certaines), arroche, asperge, aubergine, bette ou poirée, carde, cardon, carotte (fanes), céleri vert (branches), céréales germées (jeunes pousses), cerfeuil, chicorée, champignons comestibles, chou (vert, rouge, brocolis, de Bruxelles), choucroute naturelle, claytonne, courge, courgette, crambé maritime, cresson, échalote, endive, épinard, fenouil, ficoïde glaciale, haricot vert, laitue, lamier blanc, mâche, navet (jeunes fanes), oignon, oseille, ortie dioïque (jeunes pousses), persil, pé-tsaï, pissenlit, poireau, poivron doux, radis (jeunes fanes), raiponce, salsifis (jeunes feuilles), scarole, scorsonère (jeunes feuilles), tétragone, tomate.

4) Légumes peu farineux à consommer crus ou en salade : artichaut, betterave rouge, carotte, céleri-rave, chou-fleur, fève jeune (verte), navet, panais, pois jeunes, radis, souchet (tubercules).

5) Légumes peu farineux à consommer cuits ou en soupe : artichaut, betterave rouge, carotte, carvi, céleri-rave, chou-fleur, chou-navet, chou-rave, dolique, fève très jeune, navet, panais, pois très jeune, rutabaga, salsifis, scolyme d'Espagne, souchet (tubercules), scorsonère, topinambour.

6) Fruits sucrés : abricot sec, banane fraîche très mûre, banane sèche, datte, figue sèche, pruneau, raisins secs, autres fruits secs.

7) Boissons : eau distillée (ou très peu minéralisée : Evian, Volvic, Mont-Roucous). Jus de fruits naturels. Jus de légumes.

b) Autres aliments conseillés

Ces aliments sont à consommer avec modération et à supprimer au cours des périodes de troubles aigus.

1) Aliments riches en protides

D'origine végétale :

— Fruits oléagineux : amande, noisette, noix, noix de cajou, pignon, pistache, sésame, tournesol (graines).

— Châtaigne, marron.

D'origine animale :

— Lait, lait caillé, caillebotte, yogourt ou yaourt, koumys, képhir, leben.

— Fromages frais (fromage blanc, double-crème, Gervais, bondon, petit-suisse, demi-suisse, demi-sel).

— Fromages fermentés à pâte ferme (gruyère, emmenthal, hollande, édam, cantal, Port-Salut, tomme, parmesan, chester, cheddar, stilton...).

— Fromages fermentés à pâte molle (brie, camembert, livarot, pont-l'évêque, maroilles, mont-d'or, saint-rémy, géromé, munster...).

— Fromages persillés (roquefort, bleu d'Auvergne, gorgonzola, gex, septmoncel...).

— Œufs biologiques.

— Viandes maigres : agneau, bœuf, mouton, poulet, autres volailles maigres très jeunes, veau, poisson maigre très frais (tous aliments de provenance saine).

2) Aliments riches en farineux

— Châtaigne, marron, patate douce, pomme de terre, igname.

— Céréales (complètes ou sans le gros son) : blé, riz, orge, avoine, maïs, seigle, sorgho, millet...

— Pain, galettes naturelles, biscottes, semoules, flocons, quakers, pâtes alimentaires, manioc.

3) Sucres : miel, sucre de canne complet, sucre de betterave complet, lévulose, confiture de ménage.

4) Huiles et graisses : olive noire, huiles naturelles obtenues par pression à froid, sans solvants chimiques (d'olive, d'arachide, de tournesol, de soja, de maïs, d'amande, de noisette, de noix, etc.) (3), graisses naturelles exemptes de produits chimiques (de coco, de palme...), beurre, crème fraîche.

5) Infusions : très légères (verveine, menthe, oranger, tilleul, angélique, thé très léger, café-ersatz, malt, chicorée...).

6) Aromates, condiments doux, additions : agar-agar, ail, angélique, basilic, cannelle, câpre, cerfeuil, champignons (frais et secs), ciboulette, civette, cumin, estragon, laurier, oignon, olives noires dessalées, persil, pimprenelle petite, raifort, romarin, safran, sarriette, sauge, serpolet, thym, vanille.

*
* *

3. Voir, à ce sujet, l'ouvrage d'Alain Saury : *Les Huiles végétales d'alimentation* (épuisé).

c) Produits à éviter :

— Légumineuses (sauf exceptions très rares) : arachide ou cacahuète, lentille, pois, pois chiche, haricot, fève, soja.

— Viandes grasses, gibier, viandes de porc et de certaines volailles (dindon, canard...), mollusques et crustacés cuits, viandes d'animaux mal nourris et malades, viandes conservées, extraits de viande.

— Tous aliments purifiés et raffinés : farine blanche, pain blanc, riz blanc, sucre blanc, sucreries et bonbons du commerce, pâtisseries du commerce, confitures additionnées de produits chimiques, huiles traitées, boissons industrielles.

— Boissons alcoolisées (Thomson laisse la possibilité de prendre, rarement, très peu de vin, de cidre ou de bière).

— Œufs et produits non frais.

— Pommes de terre germées ou verdies.

— Fruits insuffisamment mûrs ou altérés.

— Fruits frais et secs traités et fermentés.

— Fruits oléagineux cuits, salés, sucrés.

— Légumes fanés, jaunes, vieillis, moisis.

— Sauces, fritures.

— Café, café au lait, thé fort, chocolat, cacao (sauf exceptions rares).

— Minéraux et vitamines synthétiques.

— Médicaments de toutes sortes, même dits « naturels » sauf quelques plantes d'herboristerie.

— Poivre, moutarde, épices et condiments, vinaigre, cornichons au vinaigre, olives vertes. Tolérance pour un peu de vinaigre de cidre ou de vin, occasionnellement.

7. Soins pour les capillaires

(D'après les travaux du professeur Raymond Lautié)

Comment maintenir en bon état le double réseau géant — capillaires artériels et capillaires veineux — qui s'étend sur plus de quatre-vingt-dix mille kilomètres, en contact direct ou presque avec les myriades de cellules pour les oxygéner, les alimenter et les débarrasser de leurs déchets ?

a) Respiration et exercices

Quotidiennement, on doit faire des **exercices de respiration profonde,** en s'aidant au besoin d'un spiromètre à résistance dosée, le plus simple étant le *Respirator* de Plent. Rien de tel pour favoriser la circulation oxydante et fortifier le diaphragme qui masse le cœur, gomme les ptoses sanguines dans les poumons, la rate et le foie, et accélère le transit intestinal. Par le sang enrichi d'oxygène, l'endothélium des capillaires reprend de la vigueur. Le rythme respiratoire profond étant rétabli, on le renforce par des marches en plein air. Evidemment, on s'efforce de vivre dans une atmosphère vibrante et parfumée.

La **sédentarité,** surtout dans une atmosphère inerte et polluée, contribue à l'encrassement des capillaires et à l'abaissement de leur élasticité.

Ne pas négliger les **frictions au gant de crin** sur tout le corps, particulièrement au réveil. Au préalable, on dynamisera la peau aux vinaigres aromatisés plus ou moins étendus à l'eau peu minéralisée.

b) Hydrothérapie

Bains d'avant-bras et pédiluves, particulièrement en période hivernale, sont recommandables. Les prendre chauds (40°) après les avoir enrichis de plantes aromatiques (et d'algues micro-éclatées).

Chez les gens qui ne souffrent pas de tuberculose avancée ou d'un myocarde trop fragile, conseiller les **bains entiers chauds** (deux ou trois fois par semaine), qui dilatent les capillaires et peu à peu leur font recouvrer leur souplesse normale. Le sujet s'entraînera lentement à élever la température maximale ; dans les premiers jours, il débute à 36° et verse régulièrement de l'eau chaude dans son bain pour gagner quelques degrés en cinq minutes. Pendant cinq minutes, il maintient ce maximum. Ensuite, il se sèche et se couche. Plus tard, démarrant toujours à 36°, il gagne chaque fois un ou deux degrés et allonge le temps.

A titre d'exemple, voici un barème moyen ; le départ étant toujours 36° :

	Temps de montée en température	Température du palier maximal	Durée du palier maximal	
1re semaine	5 minutes	38,0°	5 minutes	
2e semaine	5 minutes	38,5°	5 minutes	
3e semaine	5 minutes	39,0°	10 minutes	
4e semaine	5 minutes	39,5°	10 minutes	
5e semaine	5 minutes	40,0°	10 minutes	Pour personnes vigoureuses
6e semaine	10 minutes	40,5°	5 minutes	
7e semaine	10 minutes	41,0°	5 minutes	
8e semaine	10 minutes	41,0°	10 minutes	

c) Aromathérapie, phytothérapie et alimentation

On gagne à préparer le bain avec une décoction aromatique (au total, 300 à 400 g d'aiguilles de pin ou de sapin, de feuilles de lierre, de feuilles de chêne et de noyer).

Evidemment, le régime est frugal, varié et simple, avec toujours des crudités et, à tous les repas, des salades vertes crues. Jamais d'alcool qui détériore les capillaires, jamais de nervins — café, thé, etc. — qui dérèglent leur contractibilité. Comme boissons : des jus de fruits bien dilués ou de l'eau peu minéralisée, type Volvic ou Mont-Roucous.

Presque tous les fruits mûrs conviennent (citron, ananas, pêche, pomme, raisin blanc, raisin noir, fraise sauvage, framboise, cerise rouge, figue noire, datte, etc.). Betterave et carotte crue figurent souvent au menu. Cela n'exclut pas la ration variée de légumes cuits à l'étouffée ni, de temps à autre et compte tenu du tempérament et de l'atavisme, trois ou quatre fois par semaine, un peu de viande rouge grillée. De temps à autre, un œuf « saisi ».

Rechercher les compotes (coing, pomme, etc.) mais ne pas abuser des confitures, et alors choisir plutôt celles d'abricot, cassis, figue, groseille, myrtille, orange, pêche, pomme, raisin (raisinés divers), sureau, tomate, etc.

Un peu de pain bis (et jamais blanc) ; un peu de céréales variées, de façon à éviter l'hémogliase (épaississement du sang qui malmène cœur, artères et capillaires).

Quelques fruits secs complètent le régime, en apportant sels et glucides (amande douce, noisette, noix — plutôt le matin, et très modérément — abricot, datte, figue, raisins secs, pruneaux, etc.).

De temps à autre, boire :

— Plutôt le matin, une tisane chaude de : feuilles d'artichaut (30 g au litre) + feuilles de cassis (50 g au litre) + feuilles de pissenlit (60 g au litre).

— Plutôt au coucher, une tisane chaude de : sommités fleuries de fumeterre (40 g au litre) + feuilles d'olivier (40 g au litre) + feuilles de reine-des-prés (30 g au litre) + feuilles de sureau (50 g au litre).

Se souvenir que, de temps à autre, le jus de citron dilué est bienfaisant.

Les partisans de l'aromathérapie préfèrent recourir aux essences aromatiques végétales. Voici un traitement d'entretien (six jours consécutifs par mois) :

Jours	10 heures	16 heures
Lundi	Ail	Citron
Mardi	Genièvre	Romarin
Mercredi	Cyprès	Citron
Jeudi	Ail	Romarin
Vendredi	Genièvre	Citron
Samedi	Cyprès	Romarin

Chaque fois, 3 gouttes d'essence aromatique sur un morceau de sucre roux ou dans une cuillerée à café de miel de romarin ou de sirop d'érable. En cas de fragilité capillaire, passer à 5 gouttes dans tous les cas.

Couperose du visage : compresses de décoction (à peine cuite) de céleri-rave râpé. Appliquer tiède, garder de 15 à 30 minutes, 1 ou 2 fois par jour. Cette recette est valable pour tous les troubles circulatoires au niveau des capillaires externes, aux pieds et aux mains rouges, violacés, froids, moites.

8. Vitamines et troubles cardio-vasculaires (4)

a) Vitamine E

La vitamine E (tocophérol) est un anti-oxydant. A ce titre, elle protège les composants des tissus et du sang du rancissement des lipides (huiles et graisses). Elle peut jouer d'autres rôles dans la formation du sang, le transfert d'électrons, ou d'autres formes d'utilisation et de transfert d'énergie.

Elle se dégrade rapidement et doit être constamment apportée à l'organisme en quantité relativement considérable. La vitamine E joue un rôle dans les maladies cardiaques et notamment dans la prévention de l'apparition de sites favorables à la formation de plaques de cholestérol dans les artères ; elle influence également les taux de cholestérol dans le sérum sanguin, la prévention des caillots sanguins, l'utilisation de l'énergie cardiaque, l'amélioration de la circulation et du rendement de l'oxygène sanguin, la réduction de l'apparition dans le cœur de lésions dues aux infarctus.

Les graisses poly-insaturées détruisent la vitamine E. En effet, celle-ci intervient dans la prévention de troubles dus à l'ingestion des poly-insaturés. La vitamine E est également altérée par l'eau chlorée. Elle se trouve en bonne abondance dans le germe de blé, l'huile de germe de blé, les légumes verts, les œufs, les viandes rouges, le poisson, le blé complet et les huiles végétales.

L'action de la vitamine E paraît être renforcée par le *sélénium,* autre anti-oxydant minéral, qui peut être toxique même à faible dose mais ne l'est pas lorsqu'il est intégré naturellement aux aliments. On le trouve notamment dans la levure de bière, les œufs, l'oignon et l'ail, également dans le thon, le germe de blé, le son, les choux, la tomate.

La dégermination, l'ébouillantage des céréales, l'industrialisation et le stockage de plus en plus prolongé appauvrissent les aliments et entraînent une réduction de la vitamine E et du sélénium.

---

4. Voir également l'ouvrage du docteur Claude Binet : *Vitamines et Vitaminothérapie* (Editions Dangles).

b) Vitamine C

Bien que son rôle soit discuté dans certaines affections, et notamment dans les troubles catarrhaux déjà installés, la vitamine C est précieuse à bien des égards. En ce qui concerne les troubles cardio-vasculaires, nous retiendrons particulièrement les points suivants :

— la vitamine C est une vitamine hydrosoluble sans toxicité bien définie si elle est ingérée sous forme naturelle ;

— les sources principales en sont les agrumes, les tomates, les fraises, les airelles, le cynorrhodon, la groseille, l'actinidia et les légumes verts crus, les grains germés.

Elle est indispensable à la formation et au renouvellement des substances visqueuses intercellulaires de base qui cimentent tous les tissus, y compris les os, les dents, la peau, les viscères et les parois des vaisseaux capillaires. Elle neutralise nombre de substances toxiques et joue un rôle important dans les processus de cicatrisation et de production des globules rouges et dans la réaction au stress des glandes surrénales.

Elle réduit les dépôts de cholestérol.

Nous retiendrons particulièrement ici qu'elle neutralise partiellement les effets du tabac mais que la fumée de tabac la détruit dans des proportions importantes.

c) Vitamines B

Les vitamines du groupe B réduisent la fréquence des maladies cardiaques. Il s'agit ici des vitamines :

— **B_1 (thiamine) :** indispensable à l'appétit ; permet l'assimilation des sucres et des autres hydrates de carbone ; elle est également nécessaire au bon fonctionnement du système nerveux.

— **B_2 (riboflavine) :** nécessaire aux processus d'oxydation dans le métabolisme ; elle peut compenser certaines carences en enzymes et améliorer des processus mentaux.

— **B_3 (acide nicotinique, nicotinamique) :** elle joue un rôle dans le métabolisme des protides et des hydrates de carbone ; elle semble faciliter le traitement des troubles mentaux en compensant la carence de certains enzymes.

— **B_5 (acide pantothénique) :** cette vitamine joue un rôle dans le fonctionnement des glandes surrénales et est nécessaire dans la réaction au stress.

— **B_6 (pyridoxine...) :** elle participe au métabolisme des protides, des matières grasses et des sucres et, plus fondamentalement encore, au métabolisme du système nerveux central. Il se peut qu'elle joue un rôle important dans la prévention des maladies cardiaques, en facilitant la transformation de cholestérol en esters du cholestérol.

— **B_{12} (cyanocobalanine) :** elle intervient dans la production des globules rouges sanguins.

— **La biotine :** elle est indispensable au métabolisme cellulaire ; elle joue un rôle important de co-enzyme dans le métabolisme des graisses, des hydrates de carbone et des protides.

— **L'inositol :** il est possible que notre organisme synthétise une certaine quantité d'inositol grâce à la flore intestinale. Sa carence chez l'animal entrave la croissance et provoque la chute des poils.

d) Vitamine D (Calciférol)

Elle se trouve dans la nature sous diverses formes, toutes chez l'animal. Des provitamines D d'origine végétale peuvent être transformées en vitamine D dans l'organisme sous l'effet du soleil sur la peau.

Elle est nécessaire pendant toute la vie au métabolisme du calcium et, à ce titre, elle intervient favorablement dans la prévention des plaques composées de cholestérol et de calcium (athérome).

En fait, toutes les vitamines sont indispensables, en synthèse. Nous nous sommes ici bornés à en mentionner quelques-unes. L'alimentation équilibrée, composée de produits orthobiologiques exempts de substances de synthèse, apporte tous les facteurs indispensables à une nutrition normale. Encore faut-il que ces précieux nutriments ne soient pas détruits par des antidotes tels que l'alcool, le tabac, le café, les médicaments, les drogues...

*
* *

9. Magnésium, luzerne et ail

Des recherches menées aux Etats-Unis ont permis, par exemple, de constater que, chez 40 personnes mortes de troubles cardiaques graves, la concentration moyenne de **magnésium** dans leur tissu cardiaque était de 22 % inférieure à celle du tissu cardiaque de ceux qui avaient succombé à la suite d'un accident.

Le magnésium joue un rôle important dans la contraction et la relaxation des muscles et dans la défense par les globules blancs du sang.

A la suite des travaux des docteurs Delbet et Neveu ainsi que du professeur Raymond Lautié, la cure de chlorure de magnésium est fréquemment conseillée dans des affections très diverses, depuis la poliomyélite jusqu'aux troubles nutritionnels. Pour ce qui concerne les maladies circulatoires, voici le mode d'emploi de cette substance :

— Préparer une solution de chlorure de magnésium desséché (20 grammes) dans un litre d'eau d'excellente qualité (Volvic, Mont-Roucous, Evian, par exemple).

— *Adultes et enfants âgés de plus de 5 ans :* prendre 125 cc de la solution (1 verre à eau) toutes les 6 heures pendant 48 heures, puis toutes les 12 heures, suivant l'état du patient.

— *Cas très graves :* il est prudent de débuter par deux doses rapprochées à 2 ou 3 heures d'intervalle.

— *Enfants au-dessous de 5 ans :* les doses sont ramenées à 100 cc à 4 ans, 80 cc à 3 ans, 60 cc à 2 ans, et administrées dans les mêmes temps que ci-dessus.

Ce traitement doit être instauré, de préférence, dès l'apparition des premiers signes de troubles.

La **luzerne** peut jouer un rôle dans la régulation du cholestérol. Elle peut être prise sous forme de germes de graines de luzerne, à incorporer, crues, dans la salade et les crudités.

Chacun sait, de nos jours, que l'**ail** exerce une influence bienfaisante dans les troubles cardio-vasculaires. Des expériences ont montré que la prise régulière d'ail réduit la formation de plaques lipidiques à l'intérieur des artères (athérome).

Dans une expérimentation sur le rôle de l'ail, des médecins indiens ont observé, chez deux groupes de sujets sains qui avaient ingéré une forte quantité de beurre, des effets favorables quant à l'utilisation du cholestérol et à la régulation de la tension artérielle.

10. Tabac, café et alcool

Tous les auteurs en la matière s'accordent sur le fait que les effets de la fumée de tabac sont les mêmes, à un degré plus ou moins marqué, que ceux que l'on obtient par l'injection de nicotine, encore que des goudrons de différentes natures puissent être retrouvés dans la fumée de tabac.

Le tabac a indéniablement une action sur le cœur. Un certain nombre de réactions cardiaques apparaissent dès que le sujet commence à fumer : **augmentation du nombre des pulsations et de la tension artérielle.** Après une cigarette seulement, le débit coronaire augmente, la vitesse du pouls s'accroît, tandis que la résistance vasculaire coronaire diminue, de même que l'extraction myocardique d'oxygène et de glucose sanguin.

L'importance des réactions au tabac paraît être en relation directe avec la quantité de nicotine absorbée et avec l'habitude d'avaler la fumée. L'augmentation du débit systolique s'accroît de près de 200 % pendant l'inhalation de fumée de tabac, qu'il s'agisse de cigarettes, de pipe ou d'une quantité correspondante de nicotine.

Le tabac exerce également une action sur les **vaisseaux périphériques.**

L'**effet vasoconstricteur** semble prédominer. La température cutanée s'abaisse de façon particulièrement évidente sur les extrémités et tout particulièrement au niveau des doigts. L'effet se prolonge durant quelques minutes après avoir cessé de fumer. Les variations vérifiées sont toujours plus évidentes chez la femme que chez l'homme et chez le sujet jeune que chez le vieillard.

Chez l'**athéroscléreux,** les effets du tabac sont plus marqués encore. Le risque d'**angine de poitrine** est proportionnel au nombre de cigarettes fumées. Le taux de mortalité par **maladie coronarienne** est plus élevé chez les fumeurs que chez les non-fumeurs.

L'**infarctus du myocarde** survient 2 fois 1/2 plus souvent chez les grands fumeurs. Ici encore, l'inhalation de la fumée augmente très significativement la proportion et la gravité des accidents. Les effets cardio-vasculaires du tabac sont proportionnels à la quantité de nicotine absorbée, et l'on sait que cette quantité est 4 à 8 fois supérieure chez ceux qui inhalent la fumée de cigarette.

L'âge du début des accidents coronariens est d'autant plus précoce que le sujet fume davantage et depuis longtemps ; à l'inverse, l'âge du décès est plus reculé chez les non-fumeurs que chez les fumeurs (étude du docteur Sigler ayant porté sur 1 520 cas).

Insistons encore ici sur l'action du tabac au niveau des vaisseaux périphériques artérioscléreux. L'athérosclérose périphérique se manifeste avant tout par l'**artérite** oblitérante des membres inférieurs.

Chez les sujets normaux, la température cutanée varie beaucoup et la température musculaire profonde, peu. Chez les artéritiques, la température cutanée déjà basse ne subit que de légères modifications alors qu'elle s'abaisse assez sensiblement au niveau musculaire (1 degré). **Le tabac est réellement dangereux dans les maladies artérielles périphériques.** Le docteur Silbert, suivant pendant cinq ans deux groupes de malades artéritiques, dont l'un avait cessé de fumer, constata que **les amputations n'avaient été pratiquées que dans le groupe des fumeurs.**

Tabac = amputation chirurgicale. Le docteur Ranglaret confirme ce fait : « *Presque tous nos amputés (une vingtaine) étaient des fumeurs et même de grands fumeurs. Quant aux quatre sujets qui durent subir l'oblitération de leur seconde jambe, tous avaient, après la première amputation, continué de fumer et même augmenté la consommation de cigarettes. Inversement, qui n'a pas constaté une amélioration parfois spectaculaire du périmètre de marche par le seul fait de la suppression du tabac, en dehors même de toute thérapeutique ?* »

Selon le professeur Lenègre, le rôle de la fumée est beaucoup plus évident si les sujets ont non seulement une affection coronarienne, mais aussi une artérite des membres inférieurs, puisque la proportion des sujets inhalant la fumée atteint alors 72 % contre 36 % seulement chez les témoins correspondants. Le professeur Lenègre est lui-même mort d'une crise cardiaque (il n'avait pas pu s'abstenir de fumer !).

Pas de vraie guérison sans suppression du tabac. Une mesure sage et rationnelle pour éviter les troubles cardio-vasculaires, ou s'en libérer, est de supprimer totalement le tabac, d'une manière définitive.

L'éducation des enfants et des adolescents dans ce domaine devrait être conduite avec détermination : le tabac, un des toxiques les plus insidieux et les plus dangereux que nous connaissions, devrait être banni d'une société qui se dit civilisée.

Le café est aussi nocif que le tabac pour le cœur. A l'Hôpital général de Philadelphie (U.S.A.), le docteur S. Bellet et ses collaborateurs ont effectué des prises de sang chez des coronariens ou des diabétiques et chez des sujets de contrôle, avant et à divers intervalles après ingestion de café. Ils ont trouvé que **le café représente une plus grande menace que le tabac pour le statut lipidique du patient coronarien.** De plus, les effets de la caféine seraient plus durables.

Avis aux adversaires du tabac mais buveurs de café !

L'alcool est-il favorable au cœur ? Beaucoup de personnes, et même de médecins, sont persuadés que l'alcool, particulièrement le whisky, joue un rôle bénéfique sur la paroi des artères, surtout des coronaires (artères du cœur), en les dilatant. On affirme que cette boisson alcoolisée, prise au moment d'une crise d'angine de poitrine, produirait un soulagement immédiat. De nombreuses expériences récentes ont montré que cette opinion est erronée. Chez le chien, à tous les dosages utilisés, le whisky entraîne une diminution du débit du sang au niveau des coronaires.

11. Tic-tac et rythme cardiaque

Le docteur Johannes Kneutgen, de l'Institut Max-Planck, à Munich, spécialisé dans les études sur la physiologie du comportement, a procédé à certaines expériences curieuses.

Normalement, le cœur bat au rythme de 70 coups par minute. Mais il est influençable. Il a tendance à s'aligner inconsciemment sur le tic-tac d'un réveil placé à proximité de l'oreille. Ainsi, selon le rythme de l'engin, votre cœur peut atteindre 100 battements par minute (comme un accès de fièvre), ou, au contraire, descendre jusqu'à 55 battements, ce qui correspond à une maladie cardiaque bien déterminée, celle de Stockes-Adams (brachycardie).

En cadence — Pour établir ce phénomène, le docteur Kneutgen a fait appel, successivement, à la collaboration d'un écureuil, d'une grive, d'un chien et d'un poisson rouge.

Livré à lui-même, l'écureuil sautille, au rythme constant de 120 bonds à la minute. Mais si l'on introduit dans sa cage un réveille-matin qui a 144 tic-tac par minute, puis un autre qui en a 92, le petit animal accélère ou réduit la cadence de ses sautillements pour s'aligner sur le rythme mécanique. Et s'il perd la mesure, il s'arrête, écoute attentivement avant de se remettre à sautiller... à la cadence du réveil. La grive d'Asie, l'un des oiseaux chanteurs au répertoire le plus varié, change de motif musical de façon à accorder le rythme du chant à la cadence du réveil. Les battements du cœur du chien sont de 100 à 120 par minute ; avec un réveil rapide, on peut les accélérer jusqu'à 300 !

Jusqu'à en mourir — Chez le poisson rouge, l'effet est encore plus grave. Par les battements des ouïes, un poisson peut suivre facilement le tic-tac d'un réveil introduit dans son bocal. Les poissons soumis au test avaient un rythme cardiaque minimum de 43 battements à la minute. Si la cadence du réveil est seulement de 40 tic-tac, le poisson s'adapte presque instantanément à ce rythme inférieur à son minimum vital. Non sans réagir, il respire de plus en plus vite. Il se débat violemment dans l'aquarium et cherche à s'éloigner du tic-tac meurtrier en se heurtant aux parois de sa prison, jusqu'à ce qu'il succombe.

*

* *

On savait déjà que le bruit est nocif à la fois pour le système nerveux et pour le système neurovégétatif. Mais jusqu'à présent, on ne mettait en cause que son intensité. Désormais, il semble qu'il faille aussi **tenir compte du rythme**, dans les ambiances sonores auxquelles nous sommes exposés.

12. Femme cardiaque opérée et maternité

Une grossesse peut être désirée par une femme porteuse d'une prothèse cardiaque (valve artificielle). Cette grossesse devient alors une période particulièrement critique et même dangereuse : les complications peuvent se présenter une fois sur deux. Ces complications sont liées à la prothèse elle-même, avec un risque de thrombo-embolie, d'endocardite, d'angor... dans 10 % des cas.

Le travail du cœur est accru de 50 % au cours de la grossesse normale, ce qui risque d'excéder les possibilités d'un cœur opéré. Les risques sont également appréciables pour le fœtus :

— 10 % d'avortements précoces ;
— 6 % de morts *in utero* ;
— 4 % de morts périnatales ;
— 13 % de bébés prématurés ;
— 10 % de bébés hypotrophiques ;
— 5 % de malformations dues aux traitements anticoagulants.

Le repos, le régime sans sel ainsi que des médicaments accompagnent généralement cette grossesse à très haut risque, qui doit être contrôlée en permanence par un médecin. Il va sans dire que les méthodes naturelles pourraient utilement intervenir.

L'accouchement, de son côté, présente un risque d'hémorragie en raison de la prise d'anticoagulants. Dans certains cas, la césarienne est pratiquée, notamment s'il y a souffrance fœtale ou aggravation de l'état cardiaque de la mère.

En ce qui concerne la contraception chez la femme cardiaque ou porteuse d'une prothèse cardiaque, la pilule et le stérilet sont formellement contre-indiqués. Les micro-progestatifs à faible dose continue ont été préconisés, mais avec des risques évidents, eux aussi.

13. Les enfants cardiaques

Les enfants, même très jeunes, peuvent être porteurs d'affections cardiaques, notamment d'une cardiopathie congénitale, malformation existant à la naissance. Certaines de ces cardiopathies peuvent être opérées chirurgicalement.

Un des plus graves problèmes des enfants cardiaques est la préparation à la vie professionnelle. 10 % des enfants atteints de cardiopathie congénitale présentent un handicap risquant réellement de leur interdire une scolarité normale.

Pourquoi, dès lors, de nombreux jeunes cardiaques semblent-ils souffrir de difficultés d'adaptation à une vie normale ? Les **troubles psycho-affectifs** au sein de la famille sont le plus souvent en cause (professeur F. Guérin, cardiologue à l'hôpital Cochin, Paris). Ces troubles se traduisent dans la famille par une sollicitude exagérée à l'égard de l'enfant. Celui-ci devient abusivement dépendant de sa mère et ne peut que difficilement s'intégrer à un groupe. Il en ressent un sentiment d'infériorité qui risque de retentir sur l'ensemble de sa vie intime, sociale et professionnelle.

90 % des cardiaques congénitaux sont dans des instituts médico-pédagogiques, des centres de cure ou d'autres traitements spécialisés. 12 % des enfants cardiaques, contre 2 % des non-cardiaques, présentent un retard scolaire d'environ trois ans. Ce retard scolaire serait d'autant plus faible que l'enfant a été opéré plus tôt. Un tiers des enfants porteurs d'une cardiopathie, mais opérés, peuvent pratiquer une culture physique normale ; 50 % peuvent suivre une gymnastique adaptée à leurs capacités physiques. Les activités physiques favorisent l'intégration de l'enfant cardiaque au groupe et fortifient chez l'enfant la confiance en soi.

14. Le temps et les troubles cardiaques

De plus en plus, la médecine admet que les maladies peuvent avoir pour causes adjacentes des influences météorologiques et qu'elles suivent certains rythmes cosmiques. Le professeur Henri Warembourg, chef du service de médecine générale et de cardiologie à la cité hospitalière de Lille, a noté une recrudescence des infarctus coïncidant avec des périodes de brusques variations météorologiques.

Le professeur Raymond Lautié a attiré l'attention sur la courbe journalière des infarctus et des décès chez des cardiaques, plus fréquents à certaines heures, notamment au milieu de la nuit. Il a également fait remarquer que les périodes de « surexcitation solaire » (« taches solaires » plus actives) coïncident avec une recrudescence des troubles cardiaques.

15. Moisissures et troubles vasculaires

Cette thèse est soutenue, non sans arguments historiques, par le professeur Pech, dans son ouvrage *Menaces sur notre vie*. Le professeur Pech a trouvé que l'ingestion *excessive* d'aliments moisis, d'antibiotiques, etc., conduisait à une fréquence accrue d'accidents cardio-vasculaires.

CHAPITRE III

Le cholestérol, faux problème

1. La bataille du cholestérol

Le cholestérol a été attaqué d'une manière virulente et, depuis une vingtaine d'années, considéré comme étant la principale cause des troubles cardio-vasculaires. Or, il est maintenant démontré que **la mesure brute du taux de cholestérol dans le sang n'est pas, par elle-même, révélatrice de l'évidence d'un état pathologique.** Certaines personnes peuvent présenter un taux de cholestérolémie élevé et ne pas souffrir, pour autant, d'une pathologie réelle. Une telle situation n'entraîne pas obligatoirement un risque cardio-vasculaire particulier alors que, chez d'autres personnes, un taux dit « normal » de cholestérol n'exclut pas ce risque cardio-vasculaire.

Certains médecins prétendent que des médicaments destinés à normaliser le taux de cholestérol sont utiles. Toutefois, cette opinion est actuellement battue en brèche. Le docteur Pradal avait écrit, dès 1973, dans son ouvrage *Le Guide des Médicaments les plus courants* (Editions du Seuil), que « *les médicaments qui font baisser le taux sanguin du cholestérol et les triglycérides n'avaient pas encore fait la preuve d'un effet favorable ou défavorable sur la morbidité et la mortalité de maladies telles que l'artériosclérose ou la coronarite* ». On se souvient du Mer-29, médicament-miracle... qui altérait la vue, les cheveux et les dents.

Le docteur Pradal a encore écrit, dans *l'Impatient* : « *Le cholestérol-épouvantail est un des articles de foi du médecin moyen, celui qui ne lit pas assez et ne se recycle guère. Partout, dans le vaste monde, sauf en France, on sait qu'il existe une bonne hypercholestérolémie, appelée alpha-lipoprotidémie.* »

« *Des examens sanguins chez les centenaires ont montré que l'augmentation des alpha-lipoprotides* (forme de transport du cholestérol, depuis les différents organes jusqu'au foie) *était très fréquente et signe de longévité. On découvre enfin que les H.D.P.* (les lipoprotides de haute densité) *ne sont pas nocifs mais protègent les vieillards contre la sénescence* (1). »

« *Personne n'a jamais démontré si les médicaments anti-graisses agissent sur le bon ou sur le mauvais cholestérol. Le cholestérol qui tue s'appelle maintenant « bêta »* (L.D.P. : lipoprotides de basse densité). *Serions-nous assez bêtes pour accepter une fois pour toutes un manichéisme scientifique qui rappelle étrangement Molière ?* »

Un cas parmi d'autres : un spécialiste de renommée mondiale de la chirurgie cardiaque, le docteur Albert Starr, âgé de 42 ans, professeur à l'Ecole de médecine de l'université de Portland (Oregon), était physiquement actif et ne mangeait ni trop ni mal ; il était mince, presque maigre ; il ne fumait pas. Pourtant, en janvier 1974, il fut atteint d'une grave crise cardiaque qui exigea une opération à cœur ouvert comme il en avait pratiqué 3 000 personnellement.

Un autre cas : un reporter du journal *Newsweek* fut atteint d'une crise cardiaque en 1973 à l'âge de 38 ans. Sa tension artérielle était normale, il était en pleine forme, prenait de l'exercice régulièrement, avait un taux de cholestérol normal et avait l'impression de ne souffrir d'aucun stress ou d'aucune tension excessive dans sa vie personnelle ou professionnelle.

On cite aussi, aux Etats-Unis, un défenseur notoire des régimes anti-cholestérol et du footing, qui avait écrit un article dans un magazine d'audience nationale, intitulé *Vous pouvez éviter les crises cardiaques*. Son article soulignait avec force les dangers du cholestérol, des œufs et des graisses d'origine animale, et recommandait vivement le

1. Parmi les corps gras (lipides), figurent les *triglycérides* synthétisés dans la paroi de l'intestin grêle à partir des corps gras alimentaires digérés (triglycérides exogènes) ainsi que dans le foie, notamment à partir du glucose (triglycérides endogènes). Passant dans le sang et la lymphe, ils se lient aux protides sanguins et forment la majeure partie des lipoprotéines de basse densité. Leur excès (plus de 1,5 g pour mille) est un indice peu favorable dans la susceptibilité aux troubles cardio-vasculaires.

footing. Au moment de la sortie de son article, l'expert était à l'hôpital, atteint d'une thrombose coronaire !

2. L'obstruction des artères

Le cholestérol est, il est vrai, le **principal** constituant des dépôts de matières grasses à l'intérieur des parois des artères malades. De nombreuses formes de maladies cardiaques sont liées aux dépôts de cholestérol.

L'obstruction des artères est progressive ; l'interruption de la circulation est généralement provoquée par un caillot sanguin (thrombus) formé par des globules rouges endommagés lors du passage forcé dans les artères rétrécies. Les plaques qui se forment dans les artères, d'abord riches en cholestérol, commencent à attirer le calcium et elles durcissent. Ce durcissement des artères, l'artériosclérose, était jadis mis sur le compte du vieillissement ; en fait, tous les genres de durcissement des artères s'appellent *artériosclérose.* Lorsque des plaques se forment et se durcissent dans la couche interne des artères, il s'agit d'athérosclérose de la couche intime, maladie plus grave que lorsque les plaques se forment sur les couches extérieures. Des lésions apparaissent dans la couche intime, formées en proportions variables par diverses substances : tissus fibreux, cholestérol, phospholipides, graisses neutres, protides, calcium...

Lorsque les graisses et le cholestérol prédominent, les plaques sont molles et jaunes. Lorsque les plaques jaunes rayées se précisent, elles font saillie sous la paroi de l'intime et prennent l'apparence d'une plaque perlée. La fibrine (protide formé par la thrombine, composant principal des caillots) peut alors se déposer sur ces plaques, provoquant la *thrombose* et un rétrécissement plus prononcé du vaisseau.

3. Expériences faussées et incertitudes

De nombreuses expériences ont été réalisées dans le monde, et nous citerons particulièrement l'étude commencée en 1950 à Framingham

(Massachusetts, U.S.A.), couvrant une période de vingt-cinq ans. Des moyens mathématiques modernes ont été utilisés. Malheureusement, des **erreurs de calculs** ont été commises.

En fait, rien ne démontre que réduire l'ingestion de cholestérol ou le taux de cholestérol dans le sérum sanguin, réduise le nombre de cas de maladies cardiaques.

1) **Les régimes à faible taux de cholestérol ne diminuent pas la fréquence des maladies cardiaques.**

2) **Les régimes à taux de cholestérol élevé n'augmentent pas la fréquence des maladies cardiaques.**

3) **Le cholestérol dans l'alimentation n'a pas de rapport avec le cholestérol dans le sang.**

Le docteur Richard Passwater a pu écrire : « *Toute carence en vitamines ou en sels minéraux peut provoquer, directement ou indirectement, des maladies cardiaques. La vitamine la plus importante pour réduire la fréquence des maladies cardiaques est la vitamine E ; elle est malheureusement celle qui manque le plus dans notre alimentation. La vitamine C vient ensuite, puis la vitamine* B_6*. Le sélénium, le magnésium et le zinc sont les sels minéraux essentiels à la prévention des maladies cardiaques.* »

Certains **anti-aliments** peuvent intervenir, il est vrai. Par exemple, le tabac détruit des vitamines, notamment la vitamine C, ce qui pourrait expliquer la corrélation entre tabac et maladies cardiaques.

Les personnes qui vivent dans la tension nerveuse, qui leur coûte plus de vitamines B et C qu'elles n'en absorbent, risquent évidemment plus que les autres une maladie cardiaque.

4. Lait et œufs

Les premières tentatives pour réduire la consommation d'aliments à haute teneur en cholestérol n'ont pas réduit la fréquence des maladies cardiaques ; au contraire, la fréquence de l'athérosclérose a continué d'augmenter. Il est prouvé que la grande peur du cholestérol dans les aliments conduit à des régimes déséquilibrés et par conséquent à des maladies, notamment à des troubles cardio-vasculaires. Sont suspectés maintenant des aliments de premier ordre tels que le lait, le fromage et les œufs. Le docteur Passwater écrit :

« Le lait et les œufs sont nos meilleurs aliments. Ils sont presque complets et contribuent à équilibrer, à faciliter l'assimilation des autres aliments. Même les régimes anti-cholestérol prescrits par la plupart des médecins comportent 1 œuf par jour ou 3 par semaine. Mais le cholestérophobe a tendance à supprimer totalement les œufs de son alimentation. Sans doute, les protides de l'œuf peuvent être remplacés par d'autres aliments, mais où trouve-t-on, dans notre alimentation moderne, industrielle, les autres oligo-éléments (sels minéraux, groupe des vitamines B, soufre et sélénium) ?

« Peu de médecins savent que les matières grasses et le cholestérol du lait (de vache) complet et du lait de femme sont indispensables à la formation de la gaine de myéline des fibres nerveuses. Que se passe-t-il chez les enfants nourris avec des régimes à basse teneur en matières grasses, en matière de prévention des maladies cardiaques ? »

Bien des expériences ont été conduites sur des animaux à l'aide d'œufs en poudre et de laits dévitalisés. Les résultats de ces recherches ne signifient pas que l'être humain qui vit de produits frais et sains, d'origine orthobiologique, peut souffrir des mêmes troubles que les animaux d'expérience.

5. Des tribus sans troubles cardiaques

Une tribu du Tanganyika, les Masaïs, a une nourriture presque uniquement constituée de viande et de lait ; les Masaïs absorbent en moyenne près de *8 litres de lait par jour sous différentes formes, et 60 % de leur alimentation sont constitués de graisses animales. Leur taux de cholestérol dans le sang est bas, comparé au nôtre, et ils ne manifestent ni thrombose coronaire ni athérosclérose.* Leur régime est riche en cholestérol et en éléments nutritifs bien équilibrés ; ils mangent des aliments frais et sont extrêmement actifs. (Il est bien entendu que nous ne pouvons accepter comme parfait un régime tel que celui des Masaïs ; toutefois, il est intéressant de noter que le cholestérol n'a rien à voir dans cette affaire.)

Les Fampourous d'Afrique orientale et les bergers des Somalis vivent de leurs moutons et de leurs chèvres et se nourrissent essentiellement de lait, de sang et de viande ; leur régime consiste, pour 60 à 65 %, en graisses animales (saturées) ; les uns comme les autres ne montrent aucun signe clinique décelable d'athérosclérose ou d'attaque cardiaque. Il est à remarquer que ces tribus se contentent généralement d'un seul repas par jour et que leur nourriture n'a pas le caractère d'abondance que l'on connaît dans des pays dits économiquement avancés.

Les docteurs Gsell et Mayer ont étudié les Suisses de la vallée du Loetschental, en 1962. Ceux-ci avaient un régime riche en cholestérol, en graisses saturées et en calories, mais ils avaient des taux de cholestérol peu élevés et peu de maladies cardiaques. Le lait et le fromage leur fournissaient suffisamment d'éléments nutritifs pour escalader les Alpes et résister au froid.

6. Des études scientifiques

Une étude scientifique a été conduite par dix-neuf chercheurs, cardiologues et experts en nutrition, sur 575 couples de frères âgés de 30 à 65 ans. Certains avaient émigré aux Etats-Unis et d'autres vivaient en Irlande, où ils étaient nés. A la suite de décès accidentels ou après des études de laboratoire, il a été constaté que les Irlandais étaient en meilleure santé cardiaque que leurs frères émigrés aux Etats-Unis. Or, la quantité de cholestérol absorbée dans l'alimentation était plus élevée et leur régime plus riche en calories. Ils prenaient en abondance du beurre, du lait, de la crème, du jambon, des pommes de terre, du mouton et du pain noir.

« La principale conclusion qu'on peut en tirer est que l'activité physique régulière est la raison essentielle de la meilleure santé cardiaque des Irlandais. Parmi les facteurs secondaires, on peut compter un apport plus important de magnésium et de vitamine E dans leur régime, sans oublier leur optimisme. » (Dr Passwater.)

7. Cholestérol et exercice physique

Le docteur Enger et ses collaborateurs, en *Norvège,* ont observé que des skieurs de fond très entraînés présentaient des taux de cholestérol-HDL nettement plus élevés que les skieurs très peu entraînés, tandis que la différence n'était pas très marquée en comparaison avec des femmes ayant peu d'entraînement. Le facteur de protection que constitue le cholestérol-HDL était plus élevé chez les skieurs âgés. **Cet avantage était annulé si ces mêmes skieurs fumaient,** ce qui confirme bien l'effet anti-HDL du tabac.

Ces médecins confirment les taux élevés de HDL chez les Esquimaux, qui sont des chasseurs et des pêcheurs très actifs. Ils ont également constaté que les skieurs les plus rapides, plus entraînés, ont des taux plus élevés d'HDL que les skieurs moins rapides.

Le taux de cholestérol sanguin peut être réduit, même avec une alimentation riche en cholestérol.

« *Les aliments riches en cholestérol que tant de gens s'efforcent d'éviter contiennent également de la lécithine, qui contribue à dissoudre les dangereux dépôts de cholestérol. La lécithine aide l'organisme à utiliser le cholestérol et à l'empêcher de s'accumuler dans les artères.* » (Dr Roger J. Williams.)

« *Nous devons débarrasser les gens de cette idée dangereuse qu'il est possible d'éviter les maladies cardiaques en ne mangeant pas certains aliments comme les œufs, le beurre et le lait. Cette idée simpliste est totalement fausse.* » (Pr Linus Pauling.)

« *L'homme ne peut réduire le cholestérol sanguin que de 10 % en prenant une forte dose d'acides gras poly-insaturés.* » (Dr James Iacono.)

8. Réhabilitation de l'œuf

« *Les œufs sont la meilleure source de cholestérol connue, à la fois en quantité (250-300 mg) et en disponibilité. Cependant, mis à part la génétique et les effets du stress, le facteur le plus important qui modifie le taux de cholestérol dans le sang est le total des calories absorbées. Une personne en équilibre calorique synthétise environ 800 mg de cholestérol par jour, si le régime n'en apporte pas. Les quantités absorbées dans l'alimentation sont compensées par une réduction de la synthèse. Un accroissement des calories absorbées élève immédiatement le taux du cholestérol sanguin.* »

« *L'œuf contient de nombreux éléments nutritifs bénéfiques et indispensables : protides, lécithines, acides gras poly-insaturés, vitamines et sels minéraux (fer, soufre, etc.). C'est un très mauvais service à rendre au consommateur que de le priver sans raison sérieuse de ces éléments d'une haute valeur nutritive.* » (Dr C. Carlson.)

Il est à penser que la controverse sur le cholestérol a été déclenchée ou mise en vedette pour des **causes commerciales.** En effet, les fabricants de margarine ont besoin de cet argument pour détrôner le beurre et augmenter ainsi leurs ventes. « *Nous avons été trompés non seulement par des expériences de laboratoire mal conçues, mais par des intérêts privés, poussant la vente de leurs produits derrière le paravent d'organismes pseudo-scientifiques.* » (Dr Edward Pinckney.) Le même auteur poursuit : « *Les margariniers propagent impunément des affirmations ridicules sur la valeur médicale de leurs produits. Si la margarine avait les vertus qu'ils prétendent, vous devriez manger environ 340 g de margarine à 100 % de graisses poly-insaturées pour vous protéger contre un steak de 240 g — à supposer que le steak soit pathogène.* »

Le professeur Pfeiffer préconise la prise de **2 œufs chaque jour,** dans les troubles cardio-circulatoires et dans certaines formes d'arthrite et de rhumatismes. Les conseils que nous avons donnés plus haut dans la partie « Alimentation de santé » peuvent être ainsi précisés :

— Œufs (exclusivement d'origine naturelle, c'est-à-dire d'élevage au grand air et aux céréales, sans substances chimiques) : deux par jour en moyenne.

— Lait cru, pasteurisé ou conservé autrement : abstention après l'âge de 3 ans.

— Fromages : de 50 à 80 grammes par jour (bien entendu, il s'agit de fromages exempts de toxiques ; le choix en est important).

CHAPITRE IV

Le cardiaque et le jeûne

1. Jeûne ou inanition ?

Les médecins ont longtemps soutenu que, si un homme restait 6 jours sans s'alimenter, il subirait un collapsus cardiaque susceptible d'entraîner la mort. Cette idée que le jeûne provoquait le collapsus du cœur a persisté dans les milieux scientifiques, malgré les nombreuses preuves contraires, et elle s'est même maintenue. Aujourd'hui, nous sommes bien obligés de reconnaître que **le jeûne bien conduit, au lieu d'affaiblir le cœur, ne fait au contraire que le fortifier.**

Les personnes qui jeûnent pour étonner le monde ou pour attirer l'attention sur elles ont montré que l'homme peut, sans danger, s'abstenir de manger pendant de longues périodes. Leurs exploits sensationnels ont reçu assez de publicité et fait l'objet d'études scientifiques nombreuses, de sorte que nous pouvons affirmer qu'ils ont détruit la conception médicale classique erronée quant aux effets du jeûne. En fait, les hygiénistes de la première heure avaient déjà démontré la fausseté de cette conception, et cela des années avant qu'elle ne fût abandonnée par le monde scientifique.

2. Effets du jeûne

Hereward Carrington, Ph. D., auteur de *Vitality, Fasting and Nutrition,* écrit à ce sujet : « *Le jeûne améliore invariablement l'état du cœur et le fortifie.* » Cet auteur attribue cette amélioration aux trois facteurs suivants :

— Le repos auquel le jeûne soumet le cœur.
— L'amélioration de la circulation sanguine.
— L'absence des effets des « stimulants » que les malades en général, et les cardiaques en particulier, sont habitués à utiliser.

a) L'angine de poitrine

Si nous considérons l'angine de poitrine (trouble cardiaque qui trouve son origine dans l'usage continu du tabac, du café, du thé, la consommation de mauvaises combinaisons alimentaires et l'excès d'hydrates de carbone) et que nous observions les effets du jeûne dans cette maladie, **nous serons surpris de constater la rapidité avec laquelle le cœur se rétablit de ses maux.**

Les personnes qui ont tendance à se suralimenter, qui ignorent leurs limites quant à la quantité d'aliments qu'elles peuvent consommer, et qui tendent à se dépasser dans tout ce qu'elles entreprennent, sont susceptibles de faire un jour de l'angine de poitrine. Cette façon de vivre impose un travail dur et constant du cœur. Ce dernier a un besoin urgent de repos. Les médicaments n'améliorent pas la situation pathologique fondamentale des cardiaques.

Comment pouvons-nous savoir que le jeûne a des effets sérieux sur l'*angine de poitrine* ? Nous n'affirmons pas que le jeûne guérit l'angine de poitrine, nous constatons seulement qu'il allège le travail du cœur, de sorte que ce dernier peut revenir à son état normal d'une manière plus sûre et plus rapide.

« *Mon cœur s'est certainement amélioré et a ralenti, je ne l'entends plus* », me disait un jour un Canadien en discutant de son état avec moi, après quelques jours de jeûne suivis de quelques jours de réalimentation. Avant de commencer à jeûner, il m'avait dit que, pendant quelque temps, il avait pu entendre le battement de son cœur, ce qui était particulièrement gênant pendant la nuit quand il posait sa tête sur son oreiller.

Il avait donc un cœur qui battait très vite et le gênait considérablement. Rien n'apaisera aussi favorablement un cœur trop rapide, ou un organe excité, que le jeûne. Celui-ci soulage sérieusement le cœur et provoque une **réduction rapide de la pression sanguine.**

Une réduction de la tension et du nombre des pulsations, cela signifie moins de fatigue pour le cœur et plus de repos ; rien d'autre que le jeûne ne pourrait procurer un tel repos cardiaque. Ayant ainsi moins de travail à fournir, **le cœur se répare lui-même.**

b) Un repos physiologique

Le jeûne est une période de repos physiologique. Il ne « fait » absolument rien par lui-même, mais il permet la suspension du travail de digestion et d'assimilation. Ce repos procure à l'organisme l'occasion d'accomplir lui-même ce qu'il ne peut pas faire lorsqu'il fonctionne à plein rendement.

L'abstinence lui permet d'accomplir ce qu'il ne peut pas réaliser lorsqu'il est surchargé. L'amélioration cardiaque est si régulière et si uniforme au cours du jeûne qu'il est impossible de douter de la véracité de la déclaration de Carrington. **Il existe, bien sûr, des situations dans lesquelles le cœur ne peut plus être remis en état, et le jeûne ne serait dans de tels cas d'aucun recours.**

c) Une longue expérience

J'ai traité par des jeûnes de durée variable des centaines de cas de troubles cardiaques. Tous mes patients, sauf quelques-uns, en sont sortis avec des cœurs fortifiés. Beaucoup d'entre eux, considérés comme incurables, sont redevenus absolument normaux. Des cœurs rapides se sont ralentis, des cœurs anormalement lents se sont accélérés, des cœurs faibles sont devenus beaucoup plus solides, des cœurs qui battaient irrégulièrement sont redevenus réguliers en temps et en puissance, des cœurs qui sautaient des pulsations (jusqu'à une pulsation sur 4) ont repris leur état normal. De nombreuses autres améliorations sur le fonctionnement cardiaque ont été observées. Il va sans dire que le jeûne, cependant, ne permet pas au cœur de se reconstituer une valvule neuve lorsque cette valvule a été abîmée ou détruite par des troubles antérieurs.

Le jeûne soulageant considérablement le travail cardiaque, une amélioration de l'état de cet organe ne doit pas surprendre. Le cœur est nourri par les réserves organiques aussi bien, et même souvent plus convenablement, que par des matières premières qui lui arrivent journellement par l'intermédiaire des voies digestives. Quoi de plus naturel, dès lors, étant donné le repos que le jeûne lui procure, qu'il puisse se réparer lui-même et retrouver sa vigueur fonctionnelle ?

d) Pulsations cardiaques

Ce repos se manifeste de la façon suivante : il y a une réduction marquée du nombre des pulsations. Un cœur qui bat à 80 pulsations-minute tomberait à 60 ou même moins. Si le cœur bat à plus de 80, la chute n'en est que plus frappante. Si nous prenons comme base le premier chiffre de 80 et le chifre de 60 pour représenter le niveau auquel les pulsations sont tombées, nous aurons économisé 20 pulsations par minute ou 1 200 pulsations par heure, 28 800 pulsations par 24 heures. Voilà une importante réduction du travail fourni par le cœur. Naturellement, se produisent aussi des modifications normales dans le rythme cardiaque sous le coup de la fatigue ou d'une émotion.

e) Pression sanguine

Il y a encore un autre facteur de repos : c'est la chute de la pression sanguine. Si cette pression est de 160 mm, elle tombera vite à 140 ou 130 ou même 115, niveau auquel elle restera pendant le reste de la période de jeûne. J'ai vu le cas d'une femme qui avait une pression systolique de 295 mm. Cette pression a été réduite à 115 en moins de deux semaines. Cela signifie que la résistance à laquelle se heurte le cœur au travail est moindre. Dans de telles conditions, il se répare lui-même et, dans bon nombre de cas déclarés incurables, le cœur a pu ainsi se rénover.

D'autres facteurs interviennent, notamment la réduction du poids du patient, chez qui l'embonpoint est tel que le corps doit travailler dur pour assurer la circulation du sang dans une masse importante.

f) Décompensation cardiaque

Il faut aussi considérer que, dans la décompensation cardiaque, la chute du nombre des pulsations n'est ni aussi immédiate ni aussi rapide que dans le cas ordinaire du jeûne.

La décompensation est l'incapacité dans laquelle se trouve le cœur de maintenir une circulation adéquate. Elle est caractérisée par une respiration difficile (dyspnée), la coloration bleue des lèvres et des doigts (cyanose), les actions cardiaques plus rapides mais plus faibles, l'engorgement des veines, une production plus faible d'urine avec, dans les cas graves, une accumulation des fluides dans les tissus (œdème, hydropisie, anasarque).

Alors qu'il est déjà très affaibli, l'accumulation des fluides se traduit pour le cœur par un supplément de travail qui ajoute encore à ses difficultés. Au fur et à mesure de l'affaiblissement du cœur, l'hydropisie augmente, ce qui accroît le travail du cœur : cercle vicieux, dont il est difficile de sortir.

3. Sel de table : prudence !

Une autre cause de l'œdème réside dans la consommation excessive de sel de table. Celui-ci est difficilement excrété et il joue alors le rôle de poison avec une tendance à s'accumuler dans le corps. Il est emmagasiné à la surface des tissus, juste sous la peau et dans les cavités et, avec lui, l'eau dont il a besoin pour se dissoudre ; c'est ainsi qu'il forme une sorte de saumure. Cet œdème provoqué par le sel est souvent assez marqué chez des individus supposés en bonne santé et il est facilement détecté. Chez d'autres, il existe sous la forme d'œdème caché. Il ajoute encore au travail du cœur et des reins.

L'organisme d'un malade qui jeûne est capable de remettre le sel et l'eau en circulation. Habituellement, se produit une énorme excrétion de chlorure de sodium par les voies urinaires. On a observé des cas produisant jusqu'à 78 g de sel par jour au cours d'un jeûne. Des observations biochimiques scrupuleuses ont permis de constater que le jeûne a comme effet d'augmenter considérablement la quantité de chlorure de sodium rejeté, même lorsque la production totale d'urine est faible.

Comme la quantité de chlorure de sodium reste normale dans le sang pendant le jeûne, on en conclut que le sel provient de l'œdème et de l'accumulation de fluide dans l'organisme.

Le premier résultat de cette expulsion de l'accumulation sel-eau est le retour de cette eau et de ce sel dans le courant sanguin. Le jeûne favorise l'absorption du fluide provenant des tissus et son expulsion consécutive. Lorsque le jeûne commence et que la consommation de sel a été totalement supprimée, l'organisme est capable d'éliminer rapidement l'eau et le chlorure de sodium des tissus œdémateux. L'œdème caché et l'hydropisie disparaissent à un rythme rapide (1).

4. Réduire la consommation d'eau

Cet allégement du travail du système circulatoire et particulièrement du cœur, obtenu en diminuant la consommation d'aliments et en éliminant le sel, on arrive à son dernier stade lorsque le cardiaque jeûne. Il est même souvent nécessaire de diminuer largement la quantité d'eau consommée ; notamment dans les cas d'œdème marqué (hydropisie), il est important de réduire la consommation d'eau pour faciliter l'élimination du fluide provenant des tissus.

Dans la décompensation cardiaque, il se produit souvent une stase rénale, un arrêt du flux sanguin qui empêche les reins de fonctionner. Le jeûne occasionne une amélioration instantanée du fonctionnement des reins, de sorte qu'il y a accroissement immédiat de l'élimination. Les opinions diffèrent sur la quantité d'eau à consommer dans de tels cas. Certains hygiénistes sont pour une consommation abondante d'eau et se basent sur le fait que les reins fonctionnent mieux quand on prend beaucoup d'eau ; d'autres soutiennent que cette consommation d'eau ralentit l'élimination et l'accumulation œdémateuse. Je suis d'avis qu'il faut limiter cette consommation d'eau à la stricte demande organique.

Cette expulsion d'eau et de chlorure de sodium, en réduisant l'œdème ou en le supprimant, soulage grandement le cœur. On a dit aussi que le jeûne affectait favorablement certains centres vasomoteurs (les centres nerveux qui contrôlent la circulation) et amenait ainsi une amélioration de l'état du cœur et des artères.

---

1. *Note sur le sel.* Il est bien évident que le sel marin complet ne contient pas que du chlorure de sodium. Il est riche de nombreux éléments présents dans l'eau de mer et indispensables à l'organisme. Il n'en reste pas moins que même ce sel, que nous conseillons à la différence du sel «purifié», doit être pris en quantité très modérée.

Il serait cependant déraisonnable de dire que l'abstention de chlorure de sodium est la seule cause de la grande amélioration que l'on constate dans les cas d'hydropisie. L'amélioration générale et concomitante du cœur et de la circulation doit également entrer en ligne de compte, et il y a de bonnes raisons de penser que la quantité d'urine émise ainsi que l'absorption d'eau et de sel provenant des tissus sont dues en grande partie à l'amélioration de la circulation générale, amélioration qui persiste du reste après que le malade a recommencé à s'alimenter.

5. Des cas observés

Un médecin italien, Giorgio Dagnini, M.D., a étudié les effets du jeûne dans 16 cas de décompensation cardiaque et a présenté ses observations dans un rapport détaillé adressé à l'Institut de médecine générale et de thérapeutique de l'Université de Modène, Italie.

Dagnini dit que bon nombre de ses 16 patients s'étaient montrés réfractaires à la thérapeutique par médicaments pour le cœur, et que tous souffraient d'une grave décompensation cardiaque. En plus du jeûne, les malades avaient été obligés de garder le lit et pouvaient boire autant d'eau qu'ils le désiraient, mais il leur était interdit de prendre des médicaments. 12 d'entre eux présentaient un œdème des cavités séreuses et 4 n'avaient pas d'œdème.

Chez les 12 malades œdémateux, les diagnostics cliniques étaient les suivants : il y avait 6 cas de sclérose myocardiale (durcissement des muscles du cœur), 2 cas de sténose mitrale (rétrécissement ou étranglement de la valvule mitrale du cœur), un cas de sténose mitrale et aortique (rétrécissement à la fois des valvules mitrale et aortique), un cas d'insuffisance mitrale (valvule mitrale qui ne se ferme pas), un cas d'hypertension maligne et d'asthme cardiaque, un cas d'hypertension et de maladie cardio-vasculaire, de fibrillation et de sclérose myocardiaque. Les patients appartenaient aux deux sexes et ils étaient âgés de 24 à 75 ans. Chez eux, le jeûne variait de 5 jours (le plus court) à 7 jours (le plus long). Parmi le groupe ne présentant pas d'œdème, 3 malades souffraient de sténose mitrale et un avait de l'hypertension avec sclérose myocardiale. Il n'y avait qu'un homme dans ce groupe. Le plus jeune des malades avait 38 ans et le plus âgé 64 ans. Tous ces malades ont jeûné pendant 7 jours.

Il s'agissait donc de jeûnes courts, mais Dagnini écrit : « *On a toujours remarqué que les cardiaques soumis au jeûne présentaient une émission accrue d'urine et une rapide résorption de l'œdème et des effusions péritonéale et pleurale.* »

Dans le groupe non œdémateux, l'élimination de chlorure de sodium avait été « normale ». Cela peut vouloir dire que, dans les autres cas, l'œdème provenait plutôt d'une consommation exagérée de sel que d'une faiblesse du cœur.

Que se passe-t-il ? Parmi les 12 cas œdémateux, je voudrais en citer un de façon à bien montrer ce qui se passe chez un cardiaque traité par le jeûne.

Le malade choisi est un homme de 34 ans atteint d'une sténose mitrale. Son état est grave et présente une grosse défaillance du côté droit du cœur, et son cœur s'est dilaté dans toutes ses dimensions. Le foie s'est agrandi, lui aussi, et touche la crête iliaque (crête de l'os de la hanche) ; il y a aussi un léger épanchement dans la plèvre, un œdème des extrémités basses et une difficulté légère à respirer. Avant d'arriver à l'Institut, le malade avait été traité suivant les procédés médicaux habituels pour le cœur.

Notre patient a été mis à la diète pendant 7 jours. Le troisième jour, on a remarqué une amélioration de son état. Le foie se rétrécissait à la vitesse surprenante de deux largeurs de pouce par jour, et le liquide œdématique a été rapidement résorbé. *A la fin du 7e jour, le foie n'était plus qu'à trois doigts sous les côtes et l'œdème généralisé avait disparu.* Il y avait une grande amélioration de l'épanchement pleural. La production d'urine avait été significative. Au départ, elle était de 250 cc ; elle augmenta rapidement jusqu'au 5e jour où elle atteignit 3 700 cc, pour rester stationnaire à environ 2 000 cc. Cette diurèse explique la résorption de l'œdème.

Dagnini déclara avoir employé le jeûne dans de nombreux cas de décompensation cardiaque. Il pense que les avantages d'un traitement de ce genre ne sont pas seulement dus à un seul de ses effets mais à ses multiples effets. Cette observation mérite d'être retenue.

Une restauration générale. Ce même auteur pense qu'il est probable que des effets divers et nombreux s'additionnent et rendent possible une restauration de la fonction cardio-vasculaire, qui redevient normale ou presque. Malheureusement, ces jeûnes ont été courts ; ils n'ont pas duré assez longtemps pour que leurs résultats puissent être complets. Le médecin italien ne nous dit pas non plus par quoi ces jeûnes ont été suivis, comment les patients ont été réalimentés après le jeûne, quelles activités leur ont été permises et quels ont été les résultats définitifs. Mais ces observations, limitées à de tels cas, et étant donné la durée du jeûne, ont été suffisantes pour montrer quels effets bénéfiques le jeûne peut avoir sur une grande variété de troubles cardiaques graves.

Une personne sensée recourra au jeûne longtemps avant que l'état de son cœur n'atteigne le stade présenté par les malades du docteur Dagnini. Malgré les améliorations obtenues ici, il ne fait aucun doute qu'il s'agissait de cas très avancés et qu'aucune guérison véritable ne pouvait être espérée dans chacun d'eux.

Le jeûne doit être utilisé à temps, lorsque le rétablissement complet est encore possible. Il va sans dire qu'il doit être entrepris sous une direction compétente, surtout dans les cas que nous avons rapportés. Le cardiaque, ou celui qui en est au premier stade d'une maladie de cœur, ne devrait pas se soumettre à un jeûne de lui-même.

(D'après H.M. Shelton)

6. En pratique : jeûner ? quand et comment ?

Nous conseillons fréquemment le jeûne mais il ne s'agit pas là d'une mesure à utiliser systématiquement.

On ne jeûne pas n'importe comment. Le jeûne n'est pas sans dangers. Certaines personnes ne doivent pas jeûner ; chez elles, le jeûne cause une baisse considérable et parfois dramatique de l'énergie vitale. **Des organes d'élimination peuvent être endommagés et submergés** par l'abondance des toxiques mobilisés dans l'organisme.

Il faut aussi compter avec les **facteurs psychologiques.** Nous avons parlé, dans notre ouvrage *Votre Santé par la Diététique et l'Alimentation saine* (Editions Dangles), de certaines motivations sado-masochistes qui poussent des anxieux ou des culpabilisés à s'autodétruire. Sans doute est-il bon de faire appel au témoignage d'un psychiatre bien connu, Alfred Adler, le « père » du sentiment d'infériorité. Voici donc quelques extraits de son ouvrage, *Le Tempérament nerveux* (Payot, éditeur) :

« *La possibilité de se procurer un sentiment de supériorité par le recours à la pénitence, par le jeûne et les prières, par des privations de toute sorte, exercera facilement un attrait sur des âmes faibles. Et l'ascèse relèvera le sujet dans sa propre estime, dans la mesure où il l'envisagera comme un triomphe, comme une protestation virile.* »

« *Il n'est pas rare de voir le repentir dégénérer en certaines passions malsaines, telles que la flagellation ou d'autres formes d'autopunition. Des idées analogues président à l'idée du suicide.* »

Le jeûne est-il nécessaire ? Chez beaucoup de ceux qui veulent jeûner, d'autres mesures seraient bien mieux adaptées. Tel prend une abondance d'aliments farineux — et il s'en rencontre fréquemment dans les milieux réformistes. Il souffre alors d'affaiblissement musculaire et général, de furoncles, de catarrhes à répétition, de fermentations digestives, etc. Ce qui importe alors, c'est de **rectifier la proportion glucides-protides** dans l'alimentation.

Beaucoup pensent aussi que, lorsqu'ils éprouvent quelques symptômes désagréables, seul le jeûne pourra les tirer de cette « maladie » (le jeûne devient alors l'équivalent d'un médicament). Ils sont tout étonnés d'apprendre que, lorsque l'organisme reçoit une nourriture équilibrée, il est capable, sans jeûne, de se remettre en ordre.

Le jeûne peut aussi servir d'alibi : « *Je peux faire n'importe quoi, il me suffira de jeûner...* » Hélas ! les conséquences des excès se font vite sentir sous forme d'affaiblissement, de tendance anxieuse, etc.

Des parents, angoissés et culpabilisés, font jeûner à tort et à travers leurs enfants, coupables à leurs yeux d'avoir enfreint une sacro-sainte règle. Ce faisant, ils projettent leurs propres troubles sur leurs enfants et traumatisent ceux-ci d'une manière parfois irréversible : ils en font des frustrés, revendicateurs, orientés parfois vers les larcins et le « complexe oral ». Les exemples ne manquent pas.

Quand peut-on jeûner ? Un organisme souffrant refuse généralement la nourriture. C'est par une aberration de l'accoutumance que la personne réclame alors des aliments. S'alimenter en période de troubles aigus conduit généralement à une recrudescence des symptômes, et peut même compromettre le rétablissement.

Le jeûne dans les troubles aigus. La mesure d'hygiène vitale la plus simple et la plus immédiate en cas de troubles aigus est de s'abstenir de toute nourriture (sauf d'eau, suivant la soif). Toutefois, **le jeûne ne doit pas dépasser deux ou trois jours si l'on n'est pas sous la surveillance d'un praticien très qualifié.** Au-delà de trois jours, généralement, interviennent des phénomènes physiologiques profonds qui risquent d'entraîner des complications qui seront difficiles à maîtriser. Il est donc préférable de reprendre progressivement l'alimentation correcte le troisième ou le quatrième jour, sauf cas exceptionnel.

En cas de troubles chroniques, le jeûne peut être utile, court de préférence, et répété chaque semaine ou chaque quinzaine, par exemple. Lorsque le jeûne doit être prolongé, le séjour dans une clinique spécialisée est souvent préférable.

Il est bon de mettre en garde contre les « charlatans du jeûne » qui, sans connaissances médicales suffisantes, ouvrent des centres et des cliniques de jeûne. Des complications ou des situations psychologiques délicates ont pu résulter de ces pratiques déloyales. Certains patients ont été ainsi conduits à la mort.

7. Technique de Thomson

Dans sa clinique d'Edimbourg (Ecosse), Thomson (maintenant décédé) appliquait une méthode douce souvent supérieure au jeûne total.

Thomson avait connu de graves difficultés judiciaires à la suite d'avatars survenus chez un de ses jeûneurs. Il avait donc décidé de ne plus faire jeûner totalement ses pensionnaires et avait adopté — avec beaucoup de succès — la formule suivante, que nous donnons sous forme schématique, car Thomson individualisait ses prescriptions.

— Chaque jour : trois ou quatre fois un « repas » composé de quelques feuilles de salade et d'une tasse de lait caillé.

— Des crudités. En principe, la salade était de la laitue. Les crudités venaient du jardin biologique. Elles ne subissaient pas de lavage à l'eau mais étaient seulement essuyées avec un linge propre. Ainsi, les poussières étaient en bonne partie éliminées mais les « levures » naturelles subsistaient et Thomson estimait que ces micro-organismes jouent un rôle très utile dans le tube digestif.

— Du lait caillé avec réincorporation des levures de l'atmosphère. Il est fondamental, selon Thomson, de procéder de cette manière. Le fromage blanc tel qu'il est habituellement préparé ne convient pas parfaitement, selon cet auteur.

— Mastication. En principe, il fallait mastiquer très longuement ces deux aliments, une demi-heure autant que possible, de manière à obtenir une assimilation maximale et à tromper la faim, si elle existe. Plus on mange vite, plus on avale gloutonnement.

Le plan psychologique : Thomson et ses curistes trouvaient grand avantage à appliquer cette méthode :

— Elle satisfaisait le curiste, en ne lui imposant pas une abstention totale de nourriture, souvent si frustrante et source de tensions défavorables.

— Elle apportait à l'organisme des éléments vitaux utiles dans une période où des enzymes sont particulièrement nécessaires.

— La reprise alimentaire était aisée.

Prudence ! Des extrémistes prétendront que Thomson avait tort, que le jeûne est le seul remède, etc. Dans la majorité des cas, redisons-le, le jeûne ne s'impose pas. Au contraire, il peut causer alors une accentuation de certains problèmes psychologiques et même physiologiques.

L'équilibre de la ration alimentaire (60/20/20) et du mode de vie doit être rétabli. (Voir *Votre Santé par la Diététique et l'Alimentation saine,* du même auteur, aux Editions Dangles.)

Quand le jeûne semble nécessaire :

— Ne pas le suivre, sans conseils éclairés, plus de deux ou trois jours.

— Essayer l'application de la technique de Thomson.

— Ou avoir recours à un praticien très compétent en thérapie naturelle et non lié financièrement à un établissement de jeûne.

CHAPITRE V

Traitements d'hygiène naturelle

1. L'exercice sauve le cœur et les vaisseaux

a) L'activité physique

Une étude médicale menée chez les Masaïs (Afrique) révèle que l'effort physique exerce une action remarquablement bienfaisante sur le système cardio-vasculaire.

Malgré les remarquables succès obtenus par la médecine dans la chirurgie à cœur ouvert, la médicamentation cardio-vasculaire et la conception d'un système de pompage artificiel, la coronarite et les autres troubles cardio-vasculaires provoquent encore, plus que toutes autres maladies, la mort de nombreuses personnes. L'obésité, l'alcoolisme et le tabagisme associés, l'inaction physique, semblent devoir augmenter les risques de crise cardiaque par diminution de la quantité de sang oxygéné amené au cœur par notre système circulatoire. Cependant, il est évident que la seule suppression de la cigarette, la réduction de consommation de graisses non saturées et la perte de quelques kilogrammes n'ont pas les effets recherchés, à moins que ces sacrifices ne soient accompagnés d'un programme d'exercice physique régulièrement mis en œuvre.

L'activité physique ne permet pas seulement de brûler des calories, mais elle stimule aussi l'action du cœur. L'exercice physique aide à dégager les artères, surtout si elles sont déjà en partie obstruées par des dépôts excessifs de graisse. Le simple fait de marcher nous permet de maintenir notre taux de cholestérol à un niveau plus normal et de « nettoyer » nos artères. Un bel exemple de ce que permet un tel programme nous est donné par la tribu Masaïs, d'Afrique Centrale.

Chercher et trouver un groupe de personnes ne souffrant pratiquement pas de maladies du cœur est devenu une tâche de plus en plus difficile dans notre monde civilisé ; la tribu des Masaïs (Tanzanie) nous en offre un exemple remarquable. Une étude, dirigée par le docteur George Mann, a été publiée à ce sujet dans le *Lancet* du 25 décembre 1965.

Le docteur Mann et ses adjoints nous ont décrit les habitudes de cette tribu. Les exigences du milieu sont sévères pour les Masaïs. Enfants, ils passent une grande partie de leur temps à marcher en accompagnant les troupeaux ; en tant que guerriers, ils sont en route presque tous les jours et parcourent de grandes distances tout en surveillant leurs troupeaux et leurs filles ou en se rendant chez des amis éloignés. Leurs exercices semblent consister principalement à marcher d'un bon pas, à grandes enjambées et à une allure de 5 à 8 km à l'heure.

Les Masaïs sont maigres. Malgré un régime à base de viande et de lait qui est loin d'être exempt de graisses, ils ont une tension sanguine faible, des artères saines et un taux de cholestérol plus bas que celui de leurs voisins végétariens. Les Masaïs ne consomment pas de sel ; leur vocabulaire ne leur permet pas, du reste, de désigner cette substance douteuse connue par son influence sur la tension, qu'elle augmente. Les gâteaux, bonbons et biscuits leur sont complètement inconnus. Les hommes ne fument pas avant l'âge de trente ans. Seul, un très petit nombre d'entre eux a souffert de jaunisse, de désordres thyroïdiens, de goutte et d'arthrite.

Le docteur Mann a examiné l'aptitude physique de 53 Masaïs du sexe masculin entre 14 et 64 ans. Il leur a demandé de marcher sur un tapis roulant mû électriquement jusqu'à ce qu'ils se sentent fatigués. Il a noté la fréquence du pouls de chacun d'eux, et il a constaté que la plupart des sujets examinés dépassaient les performances des « athlètes de qualité olympique ». Quand ces hommes cessaient de marcher, c'était parce qu'ils ressentaient des douleurs dans les jambes plutôt que par insuffisance d'oxygène. Cette expérience a permis de déterminer les caractéristiques bien définies d'un groupe de personnes en excellent état physique et possédant un cœur en très bonne condition.

b) Les dangers de l'inactivité

Il n'y a aucune raison pour que chacun d'entre nous ne se protège pas de la crise cardiaque fatale, en changeant tout simplement certaines de ses habitudes. Ceux qui travaillent dans un bureau ou restent chez eux en permanence prennent des risques. Le docteur Mann cite l'opinion de J.N. Norris : « *A l'âge mûr, les personnes exerçant un métier qui exige d'elles une activité physique ont un cœur beaucoup moins ischémique. Les maladies qu'elles peuvent contracter sont moins graves et se déclarent beaucoup plus tard que chez les sujets dont le métier n'exige aucune activité physique.* »

L'exercice régulier est le meilleur préventif contre les maladies de cœur, mais aussi l'activité après une crise cardiaque non fatale est également bienfaisante. Le docteur Joseph Wolffe, directeur du Centre médical de Valley Forge et de l'Hôpital pour maladies du cœur, à Norristown (U.S.A.), conseille à ses convalescents de gravir des escaliers. Dans un article paru au cours du Congrès annuel national à Philadelphie, en 1962, il écrivait : « *La marche dans les escaliers agit sur tous les organes de notre corps. Le corps est soulevé par les muscles du squelette. Des groupes de muscles se contractent alors que d'autres se relaxent. Cependant, le travail qu'impose cet exercice n'est pas limité aux membres inférieurs ; d'importantes transformations chimiques ont encore lieu. Les muscles ainsi mis à contribution ont besoin d'une quantité de sang accrue et de plus d'oxygène : le cœur et les vaisseaux se renforcent progressivement pour faire face à cette exigence.* »

Que vous soyez actuellement en bonne santé ou non, l'exercice physique vous permettra de retarder la détérioration de vos artères et de garder en bon état votre système circulatoire. Lorsque vous aurez adopté un programme bien conçu, ne croyez pas que vous pourrez revenir à vos anciennes habitudes (suralimentation, sédentarité, alcool, sel, sucre, tabac) ; l'exercice ne produit son plein effet que si le corps n'est pas surchargé des substances nuisibles qui réduisent tout simplement cette résistance que vous cherchez justement à renforcer chez vous. La toxémie est néfaste au cœur comme à l'organisme entier. Serons-nous jamais en aussi bonne santé que les Masaïs ? Ce rêve peut devenir une réalité.

Le docteur Mann conclut son rapport par le conseil suivant : « *Tous ces faits montrent que la coronarite, l'obésité et le diabète, maladies chroniques les plus répandues dans notre monde occidental, sont les conséquences... de la paresse et de l'inactivité... Une connaissance plus étendue des conditions relatives à l'aptitude physique permettant de prévenir ces maladies est nécessaire et urgente.* »

c) La marche

La marche, bien conduite, constitue une activité de premier choix pour les troubles circulatoires. Après un premier entraînement, effectuer au moins une heure de marche chaque jour, au besoin en deux fois, le pas étant alerte, bien dégagé, l'allure un peu rapide, **les épaules souples et détendues.** Quelques instants de marche sur la pointe des pieds sont également utiles, accompagnés d'exercices respiratoires qui font fonctionner le diaphragme.

Marcher, c'est « *activer la circulation régionale, tant artérielle que veineuse, abaisser la pression veineuse superficielle, améliorer l'oxydation, la nutrition et le drainage des tissus* » (Rotter). La marche n'est bénéfique que si, par le mouvement des articulations, elle assure le jeu des muscles du mollet et la tension alternée des fascias et aponévroses de la jambe.

La marche avec de hauts talons qui empêchent le déroulement normal du pied au cours du pas est antiphysiologique car elle associe à la stase orthostatique une contracture permanente des muscles, qui sont ainsi privés de leur phase détoxicante de repos.

Il faut un véritable entraînement pour réadapter à la marche des membres qui en avaient perdu l'habitude ; les distances et l'allure seront progressives, tout en évitant d'atteindre la fatigue en tenant compte de l'âge mais aussi de l'état cardiaque et artériel.

d) Les sports

La pratique de certains sports est recommandable, **dans la mesure où elle ne vise pas à un but de compétition.** La natation constitue un excellent exercice, la mobilisation des jambes dans l'eau provoquant un véritable massage qui active la circulation veineuse. Certains anciens phlébitiques et surtout les artéritiques ne peuvent cependant se livrer à ce plaisir en eau trop froide. La bicyclette est recommandée, à condition d'être pratiquée à une allure régulière et modérée, les pieds étant engagés dans des cale-pieds, ce qui entraîne la mobilisation du cou-de-pied. Le golf, l'équitation, la marche en campagne sont souvent utiles, lorsque aucun excès ne vient les rendre dangereux.

Un exercice très simple peut être pratiqué le matin à domicile : la marche et le sautillement sur la pointe des pieds, les jambes baignant jusqu'au mollet dans de l'eau fraîche. Il s'agit là d'une variante de la cure de Kneipp.

Après rééducation cardio-pulmonaire, la liste des activités physiques peut être élargie, avec un peu d'aviron, d'équitation, de tennis ou de tennis de table, éventuellement un peu de ski alpin ou de ski de fond.

Sont interdits pendant longtemps : l'alpinisme, l'athlétisme, le basket, le football et même le judo.

En ce qui concerne la rééducation cardio-pulmonaire avec le *respirator* de Plent, la technique des points de Knap, les exercices oxygénants et la relaxation, sa progressivité lui assure des résultats d'un intérêt primordial.

2. Le repos

a) La station debout

Le repos est un des facteurs les plus importants ; grâce à lui, les veines se vident plus efficacement, sont soulagées et peuvent retrouver plus facilement un meilleur tonus.

Eviter la station debout prolongée qui fait porter sur les jambes tout le poids du corps et encombre d'une énorme masse de sang les veines des membres inférieurs. Le piétinement sur place est aussi dangereux. Il suffit en effet de **30 secondes de station debout sur place** pour que, chez un sujet normal, 500 centimètres cubes de sang soient soustraits de la circulation générale et s'accumulent dans les membres inférieurs (chiffre important si l'on se souvient que le volume total du sang est de 7 à 8 litres). Cette stase, toute physiologique, s'accroît dans des proportions considérables dès qu'existent des troubles post-phlébitiques ou des varices.

Ce rôle néfaste de la station debout se fait sentir, même chez la personne en santé normale, jusqu'au niveau de la nutrition tissulaire, car elle entraîne une fuite liquidienne génératrice d'œdème et provoque une véritable anoxie (privation d'oxygène) des tissus. Le sang variqueux présente une composition en acides aminés différente de celle que comporte habituellement le sang veineux circulant.

Lorsque, du fait d'obligations professionnelles, la station debout ne peut être évitée, on a avantage à la couper par de petites marches sur la pointe des pieds ou, à la rigueur, par de petits mouvements de surélévation des talons (que l'on peut faire alterner avec une marche sur les talons, pointes de pieds relevées).

b) La station assise

La station assise est préférable mais il faut éviter de ramener les talons sous le siège. Cette dernière position est néfaste pour les veines qui se trouvent comprimées. Les genoux doivent être de préférence demi-fléchis. Au cours des longues stations assises, il faut pratiquer de temps en temps des mouvements de flexion et d'extension des pieds.

De toute façon, quatre fois par jour, pendant un quart d'heure, il est conseillé de s'asseoir et de surélever les jambes, c'est-à-dire de faire reposer la plante de pied (et non les talons ou les mollets) sur le rebord d'un plan plus élevé que celui du siège ; les mollets doivent rester dans le vide, et les genoux doivent être demi-fléchis, sans raideur, afin d'éviter les compressions locales retentissant sur les vaisseaux. Pendant ce quart d'heure, toutes les cinq minutes — les jambes restant surélevées — faire quelques mouvements de pédalage et de flexion-extension du pied.

c) Le repos au lit

Le repos au lit est préférable au repos assis, et l'on y aura recours chaque fois que possible. Il consiste en petites périodes de 10 à 20 minutes entrecoupées de mouvements de pédalage, les jambes étant surélevées

vées. Eviter de placer un coussin sous les mollets ; le mettre plutôt sous les cuisses.

Le lit doit être incliné, les pieds étant plus élevés que la tête de 20 à 30 cm. La déclivité favorise en effet la circulation de retour ; l'habitude en est vite prise et cette position n'est bientôt plus gênante.

d) Vider les veines

Le soir, au coucher, veiller à vider les veines pour éviter la stase pendant les longues heures de la nuit ; les jambes sont surélevées à la verticale pendant 1 ou 2 minutes et les muscles du mollet sont actionnés par de petits mouvements de flexion et d'extension des pieds.

Les chevilles sont ensuite délicatement massées, ou plutôt effleurées, en partant du talon et en remontant le long du mollet vers le genou. Ce massage doit être pratiqué très légèrement, du bout des doigts, que l'on aura, au préalable, enduits d'une crème de massage ou d'un peu de talc. Dans les troubles circulatoires, l'utilisation d'un gel de plasma d'algues micro-éclatées se révèle utile. Quelques mouvements de pédalage terminent cet exercice et permettent de passer une nuit agréable.

3. Hygiène de la peau

a) Une fonction essentielle

L'hygiène de la peau revêt chez l'artéritique une importance toute particulière : les soins des extrémités et surtout des orteils doivent être constants, et une attention spéciale doit être portée aux espaces interdigitaux et aux ongles. La moindre excoriation doit attirer l'attention surtout s'il existe une présomption de diabète.

Les variqueux présentent fréquemment des réactions (eczémas, par exemple) de type allergique, et l'emploi de certains savons, bains moussants, pommades, etc., doit être proscrit afin d'éviter une flambée de troubles cutanés.

Les boues d'algues micro-éclatées peuvent être appliquées avec profit, grâce à leurs propriétés antiphlogistiques permettant d'activer la résorption des œdèmes locaux, donc de la douleur et de l'infection (voir § e).

b) Les bains généraux

Les bains trop chauds sont à éviter

Les bains frais, surtout en mer, sont recommandés aux variqueux ; les bains tièdes conviennent mieux aux anciens phlébitiques tandis que les bains modérément chauds sont prescrits aux artéritiques. On peut y associer les algues marines micro-éclatées, mises directement dans l'eau du bain, qui réalisent une suspension idéale ; du fait de l'éclatement de la cellule, elles libèrent alors, pendant toute la durée du bain, leur potentiel bio-actif.

Les bains doivent être pris de préférence **le soir**, deux heures après un repas léger, à une température de 34, 35, 36 ou 37°, pendant 10 à 30 minutes, au rythme de deux ou trois bains par semaine, pendant six à huit semaines, trois fois par an, ou encore à raison d'un bain par semaine, toute l'année. Le repos au lit pour la nuit est ensuite de rigueur, les jambes étant enduites de gel de plasma d'algues.

c) Les bains partiels

En dehors de ces cures, **des bains partiels de jambes** peuvent être pris pour réduire une fatigue inhabituelle des membres inférieurs, soulager les jambes et les pieds douloureux ou œdématiés. Ils sont suivis d'un repos en position allongée d'au moins une demi-heure ou mieux, ils peuvent être pris le soir avant le coucher. On peut prendre ces bains de jambes dans des bottes de caoutchouc.

Les **bains de siège** peuvent rendre service aux hémorroïdaires. En cas de crise : 5 à 6 bains quotidiens à une température décroissante de 35 à 30° peuvent provoquer une décongestion loco-régionale durable, une diminution de l'œdème et de la douleur, ainsi que la résorption de certains paquets hémorroïdaires prolabés. Pratiquer ces bains de siège avec des algues micro-éclatées. En dehors des crises, ce bain de siège pourra être effectué quotidiennement.

d) Intérêt de l'hydrothérapie

Un traitement hydrothérapique bien conduit donne des résultats remarquables dans les troubles cardio-vasculaires. On peut citer : la dérivation par la **marche pieds nus dans l'eau froide** ou sur des dalles mouillées, ou sur l'herbe, ou par des **affusions des genoux** ; des **compresses froides** sur la région précordiale ; des **lotions partielles** ou **complètes** ; des **enveloppements chauds** des bras ; des **affusions alternées chaudes et froides** des membres supérieurs ; des **bains de bras à l'eau froide.**

e) Les algues micro-éclatées

Les travaux du professeur Denis Leroy, président de la Fédération thermale et climatique de Bretagne, ont mis en évidence l'intérêt présenté par la technique du micro-éclatage des cellules d'algues et de la diffusion des ions en balnéothérapie.

L'algue absorbe les ions ainsi que de nombreux éléments contenus dans l'eau de mer, mais elle ne les laisse pas « repartir » car elle est pourvue d'une paroi absorbante et protectrice. Ajouter simplement des algues dans une baignoire n'est d'aucun intérêt. **L'algue n'est efficace que si l'on peut en extraire les ions et les oligo-éléments** ; elle doit être traitée de manière que ses cellules puissent éclater.

Les algues employées habituellement sont les fucus, les laminaires, l'ascophyllum et parfois les lithothamnes (algues fossiles contenant en grande quantité du calcium et du magnésium, de 10 à 50 %). Le fucus et les laminaires sont riches en iode, brome et fluor ; les autres en magnésium et calcium. On y trouve également des vitamines A, B_1, B_2, B_{12}, C, D, etc., de même que des principes antibiotiques et antiviraux (utiles, par exemple, pour les maladies de peau). L'effet des bains aux algues micro-éclatées est particulièrement intéressant dans les situations suivantes : détente et relaxation, problèmes cellulitiques, obésités, effets sur les troubles cutanés, influence favorable dans tous les problèmes d'origine circulatoire.

Sont alors préconisées des cures de deux et trois bains par semaine, pendant six à huit semaines, chaque bain étant suivi d'une application de gel d'algues avant le repos au lit pour la nuit. L'action relaxante des algues libère au niveau des téguments et des terminaisons neuro-vasculaires cutanées, les éléments biologiques ionisants, les minéraux, vitaminiques et hormonaux, qui agissent directement sur la tonicité capillaire et veineuse.

4. Les vêtements

a) Chaussures

Les chaussures doivent retenir particulièrement notre attention : les talons hauts sont peu recommandés. Les pantoufles permettent aux pieds de se délasser le soir après une longue journée de travail.

Les « *ballerines* » et les chaussures semblables, qui ne maintiennent nullement le pied, sont **nocives** car elles ne s'opposent pas à la laxité ligamentaire, qui tend à laisser le pied s'affaisser tout en provoquant sur certains muscles des tractions antiphysiologiques, génératrices de douleurs et même de véritables inflammations des veines superficielles.

Les « *claquettes* » qui donnent, lorsqu'on est debout, une heureuse impression de bien-être parce que la voûte plantaire est soutenue, sont aussi **nocives**, car l'arrière-pied, non maintenu, tend, à la marche, à se porter à l'intérieur du talon ; de plus, le déroulement du pied au cours du pas ne peut se faire, puisque le pied attaque le sol par l'extrémité des métatarsiens et par les orteils, provoquant ou favorisant les crampes au même titre que les chaussures à talons hauts ; un autre inconvénient vient encore les rendre plus nocives que les chaussures à talons hauts : le pied, n'étant pas solidaire de la chaussure, à chaque pas, c'est tout le membre inférieur qui est lancé en avant pour tenter de retenir la chaussure qui a tendance à s'échapper.

La chaussure large, à talons plats ou de 3 à 4 cm, la véritable chaussure de marche, doit être mise chaque fois que les circonstances le permettent.

Les artéritiques doivent particulièrement veiller à porter des chaussures larges et souples qui ne risquent pas de blesser le pied où toute plaie pourrait avoir des suites graves.

Bien que nous ne soyons pas favorable à l'emploi systématique des semelles orthopédiques, certaines personnes âgées ou trop lourdes ont intérêt à soutenir la cambrure de leurs pieds par de telles semelles. Lorsque le trouble de la statique est corrigé, la **cicatrisation d'ulcères ou la remise en ordre de dilatations variqueuses** peut s'en trouver facilitée.

b) Jarretières et bandes

Les **jarretières** tendent à disparaître mais certains vêtements féminins sont serrés et peuvent provoquer des compressions gênantes.

Les **bandes** et les **bas à varices** ne rallient pas l'unanimité des médecins. La bande doit être appliquée en permanence, toute la journée, ou au moins jusqu'à la fin des grands travaux quotidiens ; en cas d'œdème ou d'ulcère, elle peut rendre des services mais peut également être dangereuse si elle est mise sans discernement. On admet généralement, en milieu médical, qu'elle doit être placée le matin, au lever, ou après exercices de décongestion et de « vidage » des veines, les jambes étant surélevées. La compression doit être douce, régulière de haut en bas, partant des orteils et remontant jusqu'à la racine de la cuisse ; la bande qui s'arrête au genou se montre nocive car elle favorise l'apparition de l'aggravation des varices sus-jacentes. Aucune bande ne doit être utilisée si on ne sait pas la mettre, ce qui est fréquent, ou si on peut mal la mettre du fait d'obésité ou de manque de souplesse ; le résultat en serait un membre comprimé par endroits et œdématié au-dessus et au-dessous de la striction, favorisant ainsi l'incontinence des perforantes et aggravant l'anoxie tissulaire. Il faut surtout rejeter la bande qui ne prendrait qu'une partie de la cheville, formant ainsi un véritable garrot.

Les bas à varices sont utiles dans certains cas et, selon l'effet désiré, on doit choisir entre plusieurs modèles différents. Le médecin est seul qualifié pour les prescrire. De toute façon, ces bas doivent dépasser la varice la plus haute, et le bas cuissard doit, en principe, être le seul prescrit.

c) Tissus

Les tissus synthétiques présentent des avantages certains : nettoyage aisé, coût moindre, résistance plus grande, du moins pour certains. Leurs inconvénients sont non moins évidents, à tel point que les personnes sensibles les supportent mal, notamment en raison de la production d'électricité statique. Nous préférerons les tissus de laine, de coton et de lin, par exemple. Pour les chaussures, le bois, le cuir, les tissus résistants, le latex (caoutchouc non synthétique), etc.

5. Correction des anomalies vertébrales

La **chiropratique**, l'**ostéopathie**, l'**étiopathie**, la **méthode Mézières** ainsi que d'autres interventions en médecine physique sont utiles dans la majorité des situations. En effet, les altérations de la colonne vertébrale peuvent entraîner, à différents niveaux, des troubles fonctionnels ou organiques intéressant directement ou indirectement la fonction cardiaque et la régulation vasculaire.

La difficulté, dans ce domaine, est de découvrir un praticien compétent et d'esprit suffisamment large pour accepter que d'autres soins naturels puissent intervenir simultanément.

6. Le massage

Le massage favorise et complète efficacement les soins généraux. Il assouplit des tissus infiltrés tout en améliorant les conditions circulatoires locales. Il assure le drainage des tissus et fait retrouver aux téguments leur tonicité originelle, évitant ainsi vergetures et poches cutanées (1).

Le massage des membres inférieurs est très délicat ; il demande une grande compétence car il s'adresse à des tissus plus ou moins asphyxiés, mal nourris par des vaisseaux fragiles et déficients. **Un massage mal exécuté peut être extrêmement nocif** car les lésions risquent d'être aggravées

1. Voir, à ce sujet, l'ouvrage du docteur J.-E. Ruffier : *Traité pratique de Massage* (épuisé).

par un phénomène réflexe de défense à l'irritation. Le massage doit donc être très doux, dans le sens extrémités-cœur (sauf exception justifiée médicalement).

7. Le massage cardiaque

a) L'arrêt du cœur

Une des causes les plus impressionnantes de la mort subite est l'arrêt du cœur. Le muscle cardiaque, qui se contracte et se décontracte environ 70 fois par minute, lance le sang dans l'artère pulmonaire et dans l'aorte, garantissant ainsi l'arrivée à tous les organes de l'oxygène et des autres substances nutritives. Lorsque le cœur s'arrête, le sang ne circule plus et les organes souffrent des conséquences du manque d'oxygène. L'organe le plus sensible à l'anoxie (manque d'oxygène) est le cerveau, qui souffre de lésions irréparables, s'il reste plus de 3 ou 4 minutes sans oxygénation. Même si, passé ce temps, on arrivait à faire circuler le sang et à maintenir la respiration, l'organisme n'aurait plus la possibilité de vivre, car il serait privé de cerveau. C'est pourquoi il est absolument nécessaire que chacun sache ce qu'il doit faire en cas d'arrêt du cœur, car il peut se produire qu'on n'ait aucune possibilité d'aide médicale durant le temps extrêmement réduit où la récupération est possible.

Presque toujours, l'arrêt cardiaque est dû à un infarctus du myocarde (situation dans laquelle une des artères qui irriguent le muscle cardiaque se bloque avec, comme conséquence, l'anoxie du muscle, qui souffre de lésions de gravité variable). Récemment encore, cette situation était mortelle. Actuellement, les techniques de réanimation ont progressé de telle manière qu'on est arrivé à la solution qu'avec deux ou trois manœuvres très faciles, on peut récupérer ces malades, en diminuant ainsi sensiblement le nombre de cas fatals.

b) Des manœuvres simples

Ces manipulations qui, nous insistons, doivent être l'objet d'une connaissance approfondie, peuvent, même dans les cas les plus graves, prolonger la vie du malade, jusqu'au moment d'obtenir l'aide médicale, de préférence dans un hôpital (équipé d'une unité de traitement intensif de cardiologie).

Le massage cardiaque consiste en une **stimulation mécanique du muscle cardiaque**, ce qui est obtenu en faisant **pression sur la poitrine du malade**. La pression doit être faite sur la poitrine, en repoussant le sternum et les côtes de 5 à 7 cm, de façon à comprimer le cœur. Pour que le massage soit efficient, le malade doit être étendu de dos sur le sol car, s'il se trouve dans le lit, la flexibilité de celui-ci ne permettra pas de profiter totalement de la pression sur la poitrine.

L'endroit où doit se faire la pression est la base de l'appendice xiphoïde du sternum : la personne opérant le massage doit appuyer à cet endroit la paume de la main, en mettant l'autre main par dessus.

La pression doit être faite avec la main, non avec la paume de la main ou avec les doigts, en pressant brusquement à un rythme de 60 fois par minute. En même temps, une autre personne doit faire la respiration bouche-à-bouche, au rythme de 15 fois par minute. Si le sauveteur se trouve seul, il doit faire cinq pressions sur la poitrine, puis rapidement, une respiration bouche-à-bouche, en répétant cette manœuvre jusqu'à l'arrivée du médecin.

En résumé :

1) Vérifier rapidement qu'il n'y a plus de pouls. Faire appeler le médecin ou l'ambulance.

2) Mettre le malade étendu par terre sur le dos.

3) S'agenouiller à côté du malade et placer les mains dans la position indiquée, à la base de l'appendice xiphoïde.

4) Pousser, par des mouvements brusques, la paroi intérieure du thorax en direction du bas, au rythme de 60 fois par minute.

5) Pratiquer la respiration artificielle.

8. La rééducation cardio-pulmonaire (R.C.P.)

a) Les 3 S

Aux trois causes principales des troubles et maladies cardio-vasculaires, aux **3 S (sédentarité, suralimentation, surmenage)**, il faut ajouter l'insuffisance respiratoire chronique (I.R.C.) qui en est le dénominateur commun.

L'I.R.C., qui est une des conséquences directes et aggravantes de ces trois facteurs, procède aussi d'autres causes psychiques et mécaniques : mais toujours l'I.R.C. pèse lourdement sur le rendement du complexe cardio-vasculaire du thorax. La R.C.P. (rééducation cardio-pulmonaire) est la clé *sine qua non* de tout traitement de fond sérieux des cardiopathies (vraies, fausses ou subjectives), à titre préventif et curatif, pré- ou postopératoire.

Il en est ainsi notamment parce que les détails nécessités par toute rééducation psychophysique permettent au praticien averti d'intervenir progressivement, avec une efficacité variable mais irremplaçable, sur chacun des plans qui ont amené ou risquent d'amener le sujet à pâtir des conséquences généralement conjuguées de ces 3 S génocides. On comprend que l'importance du coefficient personnel du praticien est aussi grande que les techniques mises en jeu par lui.

Pour une part tout à fait décisive, **les résultats sont fonction de la compréhension et de la confiance réciproques**, de la conjugaison des efforts, de la sympathie, bref de la qualité du très singulier colloque qui s'instaure entre patient et praticien. Ici, nous quittons d'une main — d'une main seulement — la rampe bien assurée de la médecine passive — mais en quelque sorte vétérinaire — pour saisir celle de la **physiologie éducative** dont l'accouchement dirigé nous fournit l'illustration la plus connue mais non la moins importante.

b) Importance quantitative du problème

Il est statistiquement établi qu'à 60 ans « tout le monde » a perdu 50 % de sa capacité respiratoire et par conséquent 50 % de sa « réserve » d'adaptation à l'effort. C'est la **vérité statistique actuelle**. Elle changera lorsqu'une campagne d'information sera entreprise auprès du public.

Cette diminution du potentiel cardio-pulmonaire n'est pas inéluctable en effet, n'étant pas la conséquence d'aucun diktat fatal. Elle n'est pas irrémédiable non plus.

Grosso modo, on peut dire que ces possibilités cardio-pulmonaires diminuées de moitié restreignent non seulement la vie de la totalité des sexagénaires mais déjà celle de 75 % des quinquagénaires, de 50 % des quadragénaires, qui ne s'en doutent guère et de beaucoup parmi les plus jeunes.

Certains auteurs, prenant les sportifs pour critères, affirment même que 80 % des étudiants sont des insuffisants respiratoires et musculaires expliquant par-là les déficiences physiques déjà constatées chez beaucoup de nos cadres actuels, par les sommités médicales les plus pondérées. Le problème est donc considérable, tant par son ampleur quantitative que par ses conséquences dans tous les secteurs de la prévention pathologique. Ce n'est plus un problème médical ; c'est un problème de gouvernement.

c) Indications

Depuis le premier cri du nouveau-né jusqu'à son dernier souffle, « *le cœur et le poumon ne forment qu'un seul et même appareil, l'appareil cardio-pulmonaire* » (Dr Ruffier). Or, la vigueur fonctionnelle, la vitalité de cet appareil, sa capacité de résistance aux stress et d'adaptation dépendent de la souple vigueur de l'équipement ostéo-musculaire du thorax qui lui sert d'habitacle.

Dans un esprit préventif ou curatif on doit donc envisager sans délai la rééducation faisant l'objet de la présente étude dans les cas suivants :

— Colonnes vertébrales douloureuses, enraidies, arthrosiques ou déformées à quelque étage que ce soit. C'est sans paradoxe que Tissié a pu dire : « *On respire avec sa colonne vertébrale.* »

— Les insuffisances respiratoires sous toutes leurs formes généralement plus ou moins associées (asthme, emphysème, sclérose pulmonaire, bronchite chronique suite de pneumonectomie, etc.).

— Les innombrables précordialgiques, cardiophobiques, faux cardiaques. La proportion des **vrais cardiaques**, nantis d'une lésion avérée, ne dépasse pas **2** % des gens qui hantent les consultations des cardiologues.

Or, les cardiologues, sportifs surtout, nous apprennent que les traitements de fond actuels activement secondés — si l'on ose ainsi s'exprimer — par la sédentarisation, plus ou moins définitive, du malade conduisent inexorablement ce dernier vers l'asthénie neuro-musculaire et, par hypo-fonctionnement, vers la sénilisation précoce du complexe thoraco-rachidien et phréno-cardio-pulmonaire.

Les cœurs pulmonaires chroniques : les cardiaques emphysémateux ont 4 fois plus de risques d'avoir des accidents cardiaques que les non-emphysémateux et ces accidents sont 2 fois plus souvent mortels (statistiques belges).

Les infarctus : la R.C.P. peut être commencée dès la phase de réadaptation à la vie domestique. Cette rééducation ne supprime pas le risque d'infarctus ultérieur mais le malade dont les respirations (volontaires et réflexes) sont éduquées réagira spontanément dès les premières alertes subjectives, en sorte que l'infarctus, s'il se produit, restera bénin le plus souvent.

Les séquelles de péricardites : toujours associées à des précordialgies, on peut les traiter par voies directes et réflexes.

Les difficultés vasculaires et ventriculaires droites : les inspirations profondes ont un « effet de compte-goutte » sur le contenu de l'artère pulmonaire, du ventricule droit et même sur celui du sinus coronaire. Cela est également vrai pour toute la circulation de retour.

Opération mitrale : la rééducation s'impose après toute opération de la valvule mitrale avec tonification systématique du myocarde, surtout chez les jeunes.

Rééducation anticipée : lorsqu'elle est possible, l'éducation thoraco-pneumo-cardiaque du futur opéré du cœur ou du poumon va permettre au malade de faire beaucoup plus vite les frais des conséquences opératoires. Dès son réveil, l'opéré réagit physiquement et psychiquement comme par réflexe.

d) Pronostic

Pour tous ces malades, un pronostic sérieux ne peut être fait qu'après 2 (ou 3) séances, en raison de la complexité des facteurs pondérables qui sont en jeu. Disons pourtant que les résultats dépendent :

a) **De l'âge :** la moitié des cardiopathies sérieuses de la cinquantaine se sont inscrites durant l'enfance ou l'adolescence, à la faveur de quelque maladie infectieuse. Diamétralement opposée à l'habituelle interdiction de toute gymnastique, la R.C.P. — avant 25 ou 30 ans — donne le plus souvent des résultats rapides, importants et durables.

b) **De l'ancienneté de l'affection et de son importance**, qui marquent toujours fortement le psychisme par suite du caractère cardiophobigène de la conception actuelle du traitement. Ce trait fâcheux ne peut être modifié que par une rééducation psychophysique sagace.

c) **De la vitalité générale**, fonction de la capacité digestive notamment.

d) **De la corpulence :** tout kilogramme thoracique au-dessus des normes compte double ou triple selon les autres facteurs et doit être éliminé pendant ou mieux avant toute rééducation proprement dite. Sous peine d'échec, cette nécessité est particulièrement marquée pour l'angine de poitrine afin d'obtenir la diminution de l'étreinte des griffes d'angor rétro-sternales et phréno-cardiaques.

e) **Du tonus psychophysique** du sujet, en rapport avec sa formule tempéramentale (LNSB, c'est-à-dire lymphatique, nerveux, bilieux, sanguin) (2), son adaptabilité intellectuelle, ses motivations, son style de vie antérieur (actif ou sédentaire), son environnement familial et social.

C'est au rééducateur psychophysique à jouer sa partie en fonction du clavier qu'on lui offre.

f) **Certains impondérables** et notamment l'imprévisible déclenchement de certains réflexes vitaux.

e) Durée du traitement rééducatif

Le rythme des séances, leur nombre par série et l'espacement des séries sont extrêmement variables. Mais il faut tenir compte de la **nécessité de faire acquérir puis d'enraciner de nouvelles habitudes** dans la zone des réflexes conditionnés du malade, non sans lui faire sentir, formellement, que lui seul reste responsable de son destin.

Ces réflexes, nouvellement acquis, restent fragiles. Ils doivent être

2. On se reportera à l'ouvrage *Qui ?*, du même auteur, épuisé.

constamment confirmés si l'on veut les retrouver intacts, 10 ans, 25 ans plus tard. On peut donc prévoir :

— soit des séries courtes de six séances, à raison de deux ou trois séances par semaine ;

— soit des séries longues de douze séances.

L'espacement des séries passera de un mois à six mois ou davantage selon l'attitude du malade et les résultats acquis.

La première séance exploratoire peut durer plus d'une heure, le bilan fonctionnel étant fait à part s'il y a lieu ; les suivantes descendent progressivement à 45 minutes. Nous avons pu descendre à 30 minutes en raison d'autres traitements dont bénéficiaient les curistes que nous traitions dans un établissement de soins.

f) Techniques utilisées

Il n'y a de réellement nouveau ici que l'orientation délibérée d'un ensemble de techniques plus ou moins bien connues vers un secteur capital mais inexploité.

1) **La méthode de Knap.** Encore peu connue, elle s'apparente, dans sa forme, au micro-massage chinois, lui-même dérivé de l'acupuncture ; mais n'ayant rien de chinois ni d'ésotérique, la méthode des points de plus grande fréquence douloureuse de Knap s'en sépare totalement dans sa justification scientifique. Nous y intégrons la réflexologie du massage des pieds.

2) **Les techniques manuelles et ostéopathiques** de remodelage thoracique et de rééducation respiratoire décrites par de nombreux auteurs.

3) **Une gymnastique simple et efficace** parfaitement adaptée à la R.C.P. et à la tonification musculaire de ces malades. On pourra notamment recourir au jogging sur place et aux exercices d'orthothérapie. Nous les appelons **exercices oxygénants.**

4) **La méthode de Plent.** Le *Respirator inspi-expi* est devenu classique en raison de sa simplicité et du contrôle journalier permanent et chiffré qu'il permet au malade chez lui, comme au médecin.

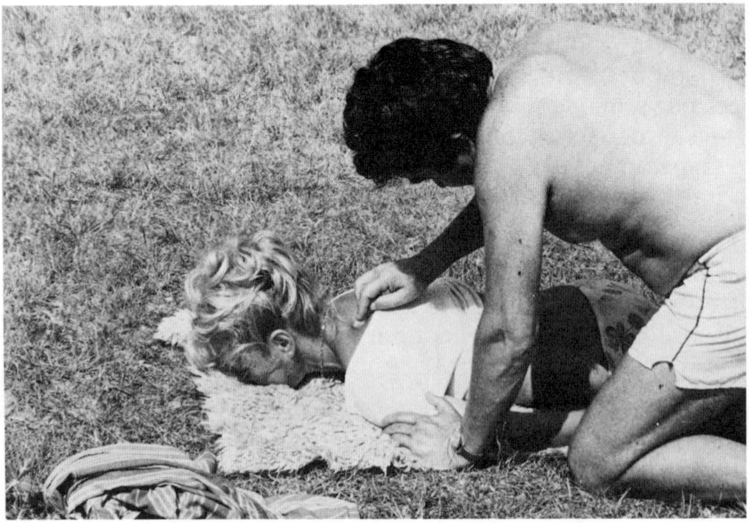

Technique des points de Knap.

A cet ensemble de techniques diverses, nous avons ajouté quelquefois le **massage** du complexe cardio-vasculaire du thorax qui, en apnée d'inspiration, se trouve pris entre les lobes pulmonaires comme entre des coussins pneumatiques. De très nombreuses actions actives et passives sont alors possibles et nécessaires.

N'a-t-on pas des millions de fois plus d'occasion d'agir ainsi sur des thorax vivant, respirant et collaborant, plutôt qu'à coffre ouvert sur quelque exceptionnel sujet qui, par chance insigne, se trouve sur la table d'opération lorsqu'il tombe en état de mort clinique ?

C'est encore une fois l'accent mis systématiquement pour acquérir, conserver ou recouvrer la santé sur l'une des voies stratégiques principales qui, en tout état de cause, ne peut être négligé sans sanction plus ou moins dure et plus ou moins rapide.

Oui, comme la vie, « *la santé se mérite et se conquiert* ».

(D'après J.-P. Martin de Beauce)

LE RESPIRATOR DE PLENT

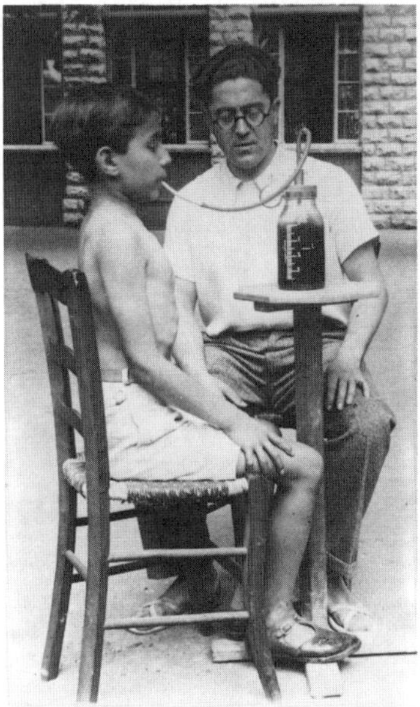

Félix Plent, au début de sa carrière, rééduque un de ses élèves avec le *Respirator.*

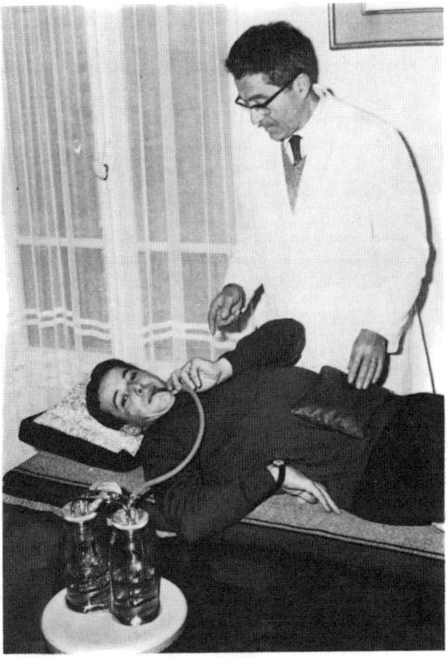

Plent éduque un champion sportif avec le *Respirator* athlétique.

NOTA. — Dans la partie pratique de cet ouvrage, nous mentionnons aussi, pour chaque trouble de santé étudié, les principales données de *phytothérapie* et d'*aromathérapie,* d'après les travaux du professeur Raymond Lautié, docteur ès sciences, directeur scientifique de VIE & ACTION-CEREDOR.

On ne négligera pas non plus les aspects, dans certains cas utiles, de l'homéopathie, de l'acupuncture, de la vitaminothérapie. L'essentiel (irremplaçable) reste cependant **l'application des facteurs naturels de santé**, ne l'oublions jamais. Rien de sérieux et de durable ne se réalise sans cette base.

DÉBLOCAGE THORACIQUE, CARDIAQUE ET CIRCULATOIRE

(Plent pratique sa méthode sur un jeune sportif)

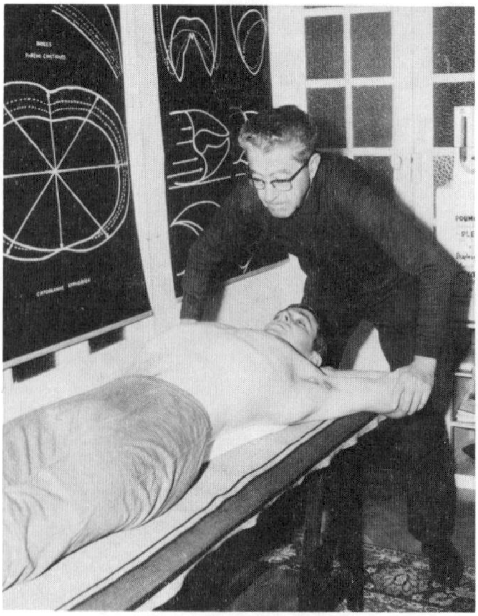

Déblocage couché en décubitus dorsal.
a) Le sujet inspire nasalement à fond, en écartant les bras. L'opérateur l'aide s'il n'arrive pas à une expansion totale.
b) Le sujet expire buccalement et revient au point de départ.
L'exercice est à répéter 3 fois.
L'opérateur peut amplifier utilement l'action en opposant une résistance avec ses mains, aussi bien à l'inspiration qu'à l'expiration.
Cette manœuvre contribue puissamment au modelage parfait du thorax.

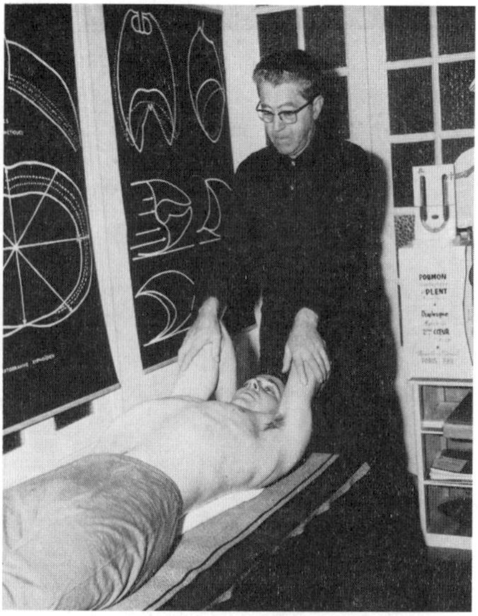

Déblocage couché en décubitus dorsal.
Le sujet est en relaxation vertébrale, mains à la nuque, coudes rapprochés.

Avant toute manœuvre, s'assurer du bon état de la colonne vertébrale.
Avant la manœuvre, faire un relevé du tracé cyrtométrique au ruban de plomb, selon la technique du professeur Maccagno, sur papier.
Après la manœuvre, faire un nouveau relevé sur calque.

DÉBLOCAGE THORACIQUE, CARDIAQUE ET CIRCULATOIRE

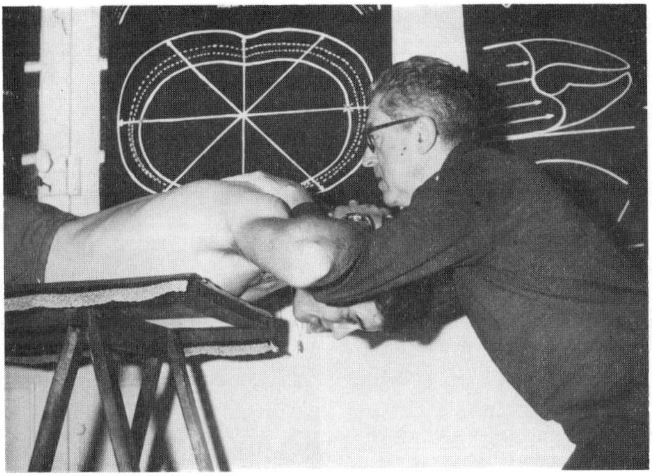

Déblocage couché (position de départ).
Le kinésithérapeute est à genoux, place ses mains sur les omoplates du patient, l'index et le majeur sur les premières vertèbres dorsales. Le sujet a les mains derrière la nuque, doigts solidement croisés.

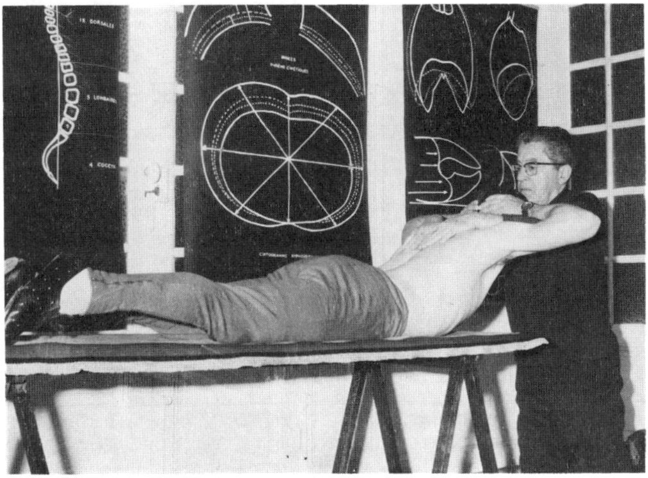

DÉBLOCAGE THORACIQUE, CARDIAQUE ET CIRCULATOIRE

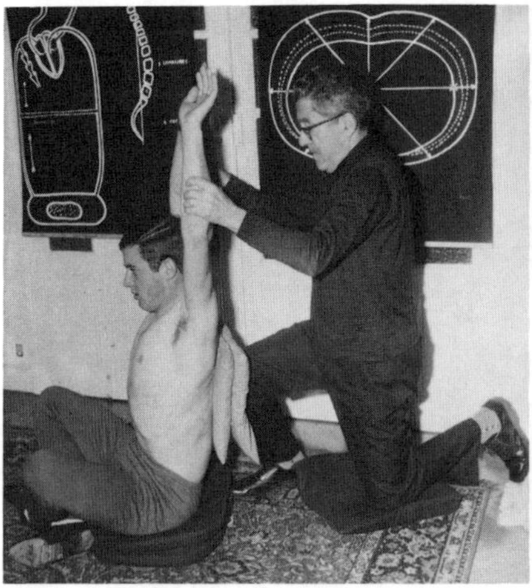

Déblocage assis en tailleur, au sol.
Le genou du kinésithérapeute est bien placé à la base des omoplates.
Même processus respiratoire ; réaliser 3 expansions du thorax.

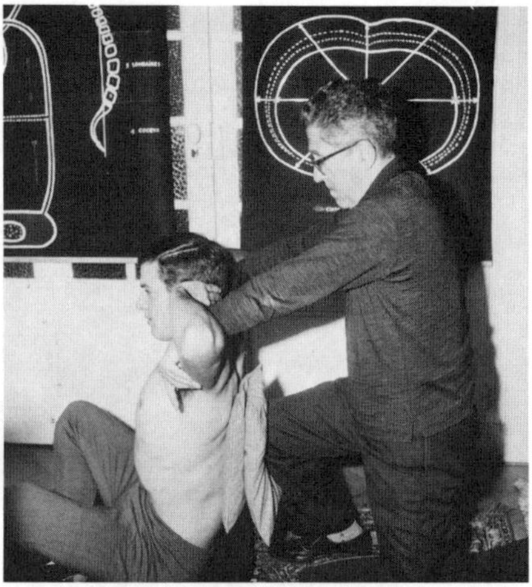

Déblocage assis en tailleur, bras levés.

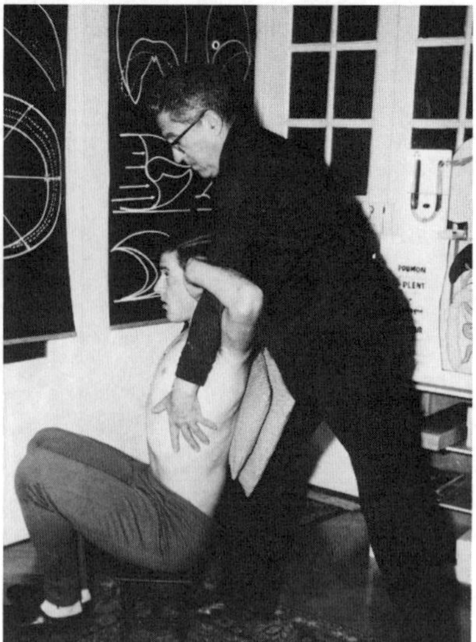

Déblocage assis sur un petit tabouret (hauteur = 20 cm).
L'opérateur place bien ses mains sur le thorax ; réaliser 3 expansions comme précédemment.

DÉBLOCAGE THORACIQUE, CARDIAQUE ET CIRCULATOIRE

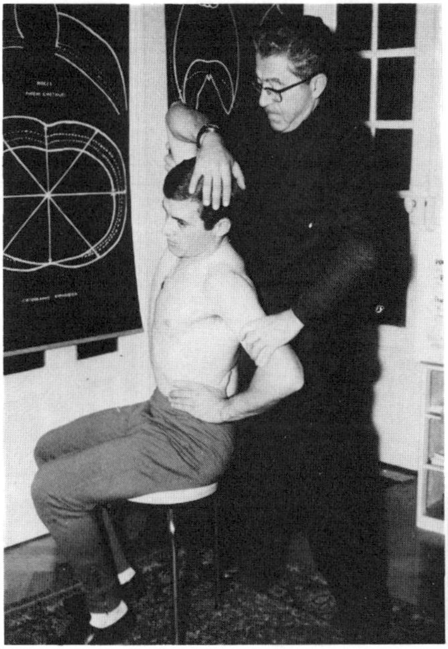

Déblocage latéral sur tabouret normal.
Réaliser 3 expansions à gauche.

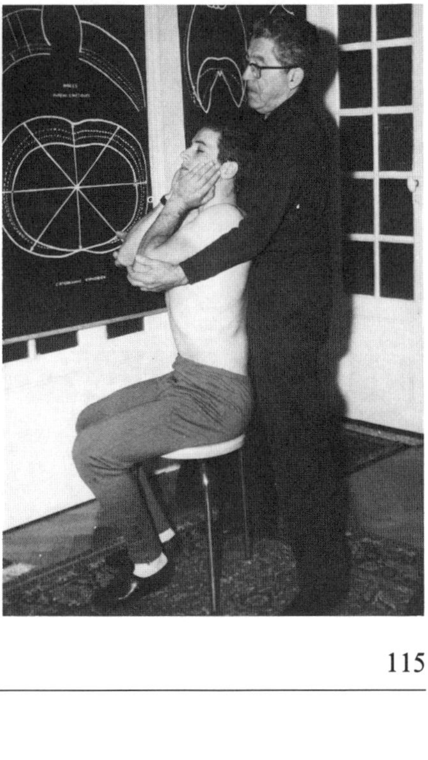

Déblocage assis sur tabouret normal (pour terminer la manœuvre de Plent). Le sujet met les mains sous le menton ; le kinésithérapeute réalise 3 expansions.

EXERCICES D'ORTHOTHÉRAPIE

Pour l'entretien du rachis et l'amélioration
des fonctions digestives, respiratoires et cardiaques

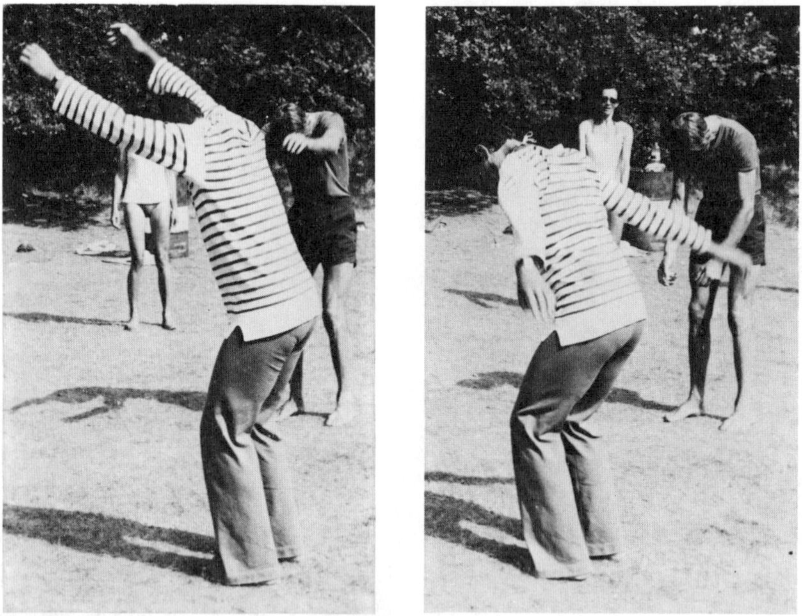

Rotation des bras dans un sens puis dans l'autre : déblocage thoracique, libération des épaules, amélioration de la circulation du sang dans les bras, le cou et la tête.

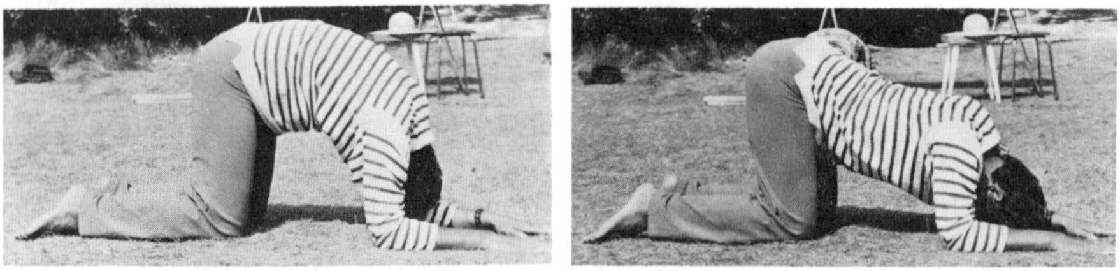

Assouplissement de la colonne vertébrale dans toute sa longueur.
Gauche : expirer sur 5 secondes - *Droite :* inspirer sur 10 secondes.

EXERCICES D'ORTHOTHÉRAPIE

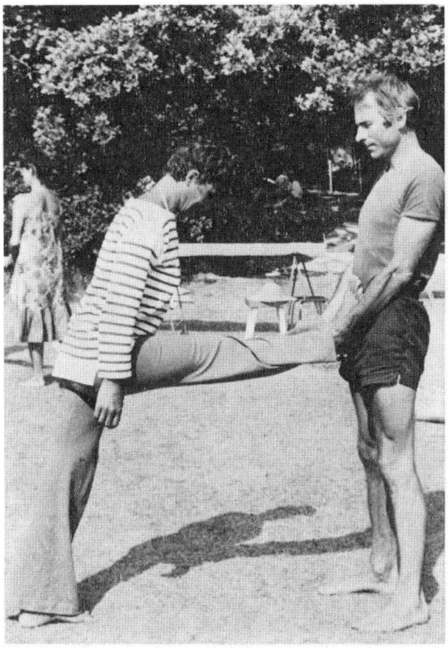

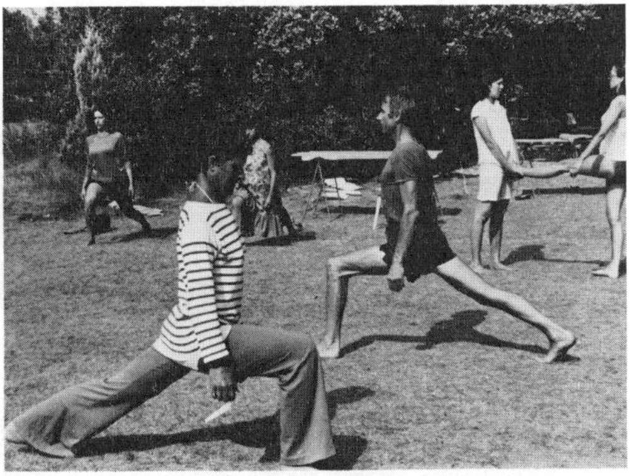

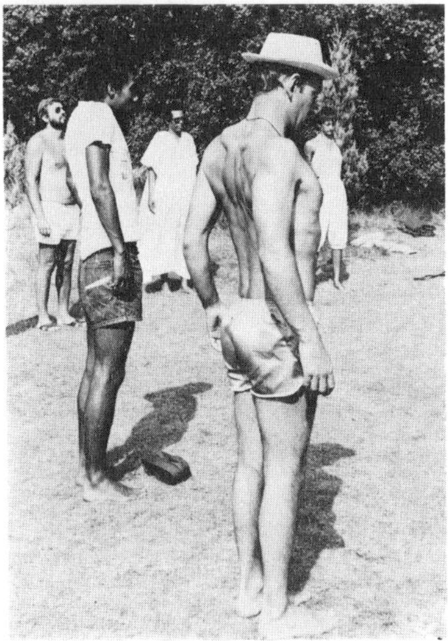

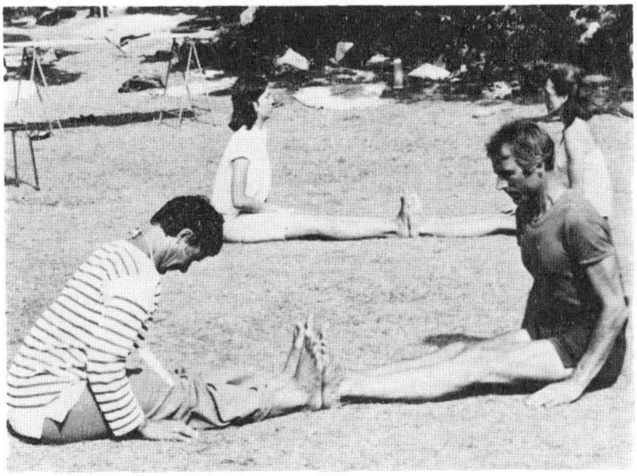

Mouvements répétés de recul du thorax, la tête restant en « double menton ». Libération au niveau des vertèbres lombaires et du psoas iliaque.

Bas droite : en inspirant, tirer le plus possible les épaules en arrière, afin de rapprocher au maximum les omoplates. Relâcher en expirant (à répéter de 20 à 50 fois).

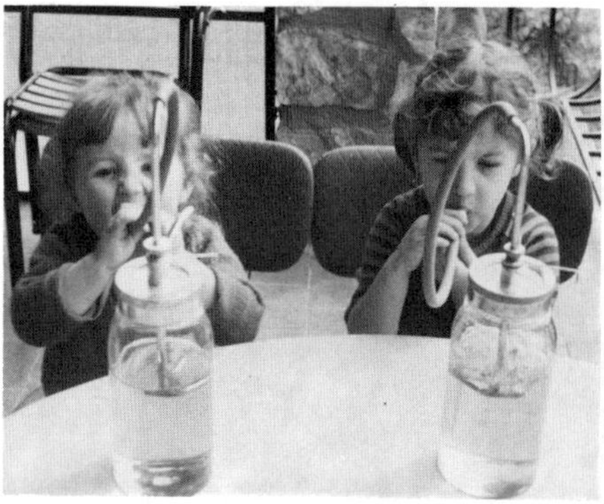

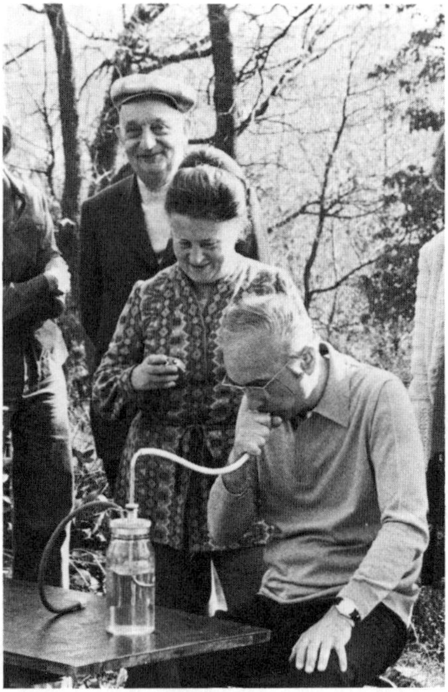

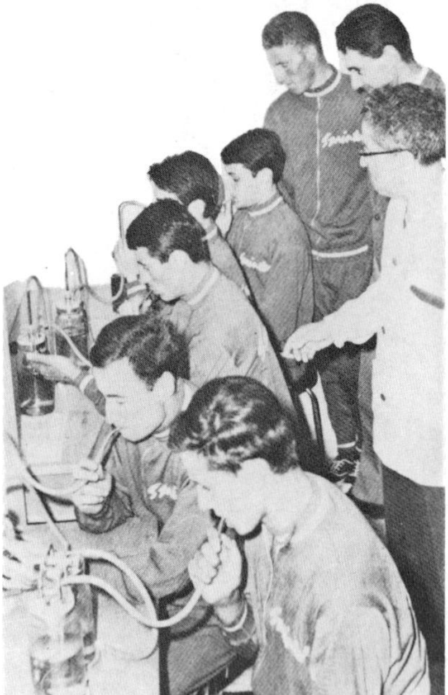

La **rééducation cardio-respiratoire** se pratique de l'enfance au grand âge, individuellement ou en groupe, avec les mêmes bienfaits.

CHAPITRE VI

Aspects psychosomatiques des troubles cardio-vasculaires

1. La névrose d'anxiété

Il semble que la névrose d'anxiété soit étroitement liée aux altérations physiologiques et fonctionnelles du système cardio-vasculaire : palpitations, arythmie, tachycardie, infarctus du myocarde, etc.

La névrose cardiaque se produit chez des individus prédisposés, lorsqu'ils ont été soumis à des facteurs pathogènes (stress). Le patient présente une angoisse anormale dans son comportement ; mis en face de circonstances particulières, il attribue à l'état de son cœur cette angoisse, liée à la peur d'une mort soudaine.

Les facteurs pathogènes de la névrose cardiaque sont notamment :

— L'affirmation du médecin que le cœur présente quelque anomalie, tel qu'un murmure ou un rythme inégal ; le refus d'une compagnie d'assurances d'accorder un contrat à un individu, sous prétexte qu'il souffre d'un trouble cardiaque ou d'hypertension.

— Un cas dramatique, survenu dans l'entourage du patient, d'affection cardiaque ayant entraîné des conséquences graves, peut-être la mort.

— L'apparition de quelque symptôme, que le malade rattache à son cœur.

— Un trouble émotionnel important et prolongé, une douleur ou une angoisse intense dont l'apparition cependant ne coïncide avec aucun trouble défini du cœur.

Ces symptômes peuvent être les douleurs dans la région du cœur, la fatigue, la respiration difficile, l'insomnie, les bourdonnements d'oreille, les vertiges, l'irritabilité, la nervosité. Ils peuvent s'aggraver jusqu'à déterminer une invalidité complète : névrose cardiaque, décrite comme une asthénie neuro-circulatoire, un syndrome d'effort, etc. A côté de l'angine de poitrine vraie peut survenir une pseudo-angine.

2. Rôle du conseiller de santé

Weiss et English écrivent : « *Aucun symptôme n'a probablement entraîné autant de diagnostics erronés que les souffles. Beaucoup de jeunes adultes en parfaite santé peuvent présenter des souffles systoliques si on les ausculte dans telle ou telle position, à telle phase de la respiration, avant ou après un violent exercice. Ces souffles fonctionnels s'observent fréquemment aussi au cours des poussées fiévreuses. Dans les cas où ils sont très marqués, on doit cependant réserver le diagnostic d'une affection valvulaire jusqu'à ce que l'on ait procédé à une étude radiographique et électro-cardiographique. Le premier élément dans la prophylaxie de la névrose cardiaque est liée à ce problème. S'il y a un doute quelconque quant à la signification des souffles, il est prudent de ne pas laisser le patient supposer qu'il a une affection cardiaque, jusqu'à ce que l'on soit parfaitement au clair à ce sujet. Cette prudence s'impose tout particulièrement dans le cas de jeunes recrues au service militaire, car une remarque inopportune peut déclencher une névrose cardiaque.* »

Dans cette névrose, l'anamnèse et l'examen physique sont essentiels. Le médecin et le psychologue doivent parvenir à convaincre le patient que ces troubles sont d'origine émotionnelle.

Ces mêmes auteurs disent qu'il faut éviter à tout prix de donner alors de la digitaline, car on ne convaincra jamais un malade avisé que son cœur est normal si on lui en administre. Si le patient doit garder le lit, ce qui est parfois nécessaire au début, il faut lui préciser que ce n'est pas pour ménager son cœur mais pour accumuler des réserves d'énergie. Cependant, il faut éviter que le malade n'adopte une « conception horizontale » de la vie qui favoriserait une tendance inconsciente à l'invalidité. C'est en dernier ressort la « conception verticale » qui le sauvera.

Les massages, l'utilisation de l'eau et la gymnastique doivent être envisagés, mais **sans que le patient se polarise sur ses troubles.** Qu'il soit assuré que l'application des facteurs naturels de santé représente pour lui la voie de la libération.

3. Troubles fonctionnels et organiques

Les facteurs émotionnels jouent également un grand rôle dans les affections organiques du cœur. Il est probable qu'une tension émotionnelle prolongée puisse provoquer des altérations structurelles du système cardio-vasculaire. Le malade névrosé qui souffre d'une affection cardiaque organique risque d'infliger au cœur un effort supplémentaire, soit par une tension persistante, soit par des chocs dus à des émotions violentes et momentanées. Il peut, de ce fait, précipiter une crise cardiaque, qui aurait pu être évitée si l'élément psychique n'était pas entré en jeu. **C'est ce qui fait du facteur psychique, plus encore que du facteur physique, un élément susceptible de déclencher un état d'invalidité.**

Toutefois, il ne faut pas se contenter de cette seule relation mais étudier le problème sur un plan synthétique : **facteurs alimentaires, dépenses physiques, rythme travail-repos, facteurs émotionnels,** etc.

Certains psychosomaticiens admettent comme indiscutable le fait qu'un élément psychique est susceptible de déterminer la thrombose, mais peut-être ne présentent-ils que des cas en nombre insuffisant. Il n'en reste pas moins que **la tension nerveuse est toujours un facteur d'aggravation** des troubles fonctionnels ou organiques.

Des maladies mentales déclarées, de nature toxique ou non, sont parfois liées aux maladies de cœur. Les débuts de la maladie mentale sont souvent très insidieux et la forme qu'elle assume dépend largement de la structure individuelle du sujet. Si les émotions peuvent influencer le fonctionnement du cœur, une maladie de cœur prononcée peut, inversement, déclencher des troubles émotionnels.

Aspects psychosomatiques de l'hypertension : cette question est traitée dans la 2e partie de cet ouvrage, à la rubrique *Hypertension*.

4. Psychothérapie des cardiaques

La psychothérapie des hypertendus (et des cardiaques en général) ne doit pas se limiter à un vague réconfort (« Ce n'est pas grave, n'y pensez plus »). Cette forme superficielle de psychothérapie n'est plus de mise : le conseiller de santé doit savoir conduire une anamnèse, afin de découvrir les causes psychologiques profondes ; de cette mise au jour des facteurs psychogènes résulteront une meilleure compréhension par le patient de ses problèmes, et une meilleure adaptation aux problèmes de la vie.

« La tradition organique, dans l'art médical, est responsable de l'étroitesse de vues avec laquelle on a considéré jusqu'ici l'étiologie et le traitement de l'hypertension essentielle. La méthode psychosomatique ne songe pas à minimiser les problèmes physiques mais à donner plus d'ampleur à l'analyse des problèmes émotionnels. Si cette analyse ne permet pas, dans certains cas, d'affecter le niveau de la tension, elle aide le malade en lui permettant d'affronter son mal avec les armes que confère une personnalité plus équilibrée et plus positive. » (Weiss et English.)

Nous rappellerons qu'indépendamment de ces mesures d'ordre psychologique, le patient doit être invité à cesser sans tarder les habitudes incorrectes qui ont été pour une bonne part à l'origine de ses troubles : tabac, alcool, café, thé, excitants et poisons, alimentation inadéquate, dérèglement du rythme travail-repos, etc.

5. Contrôle de l'émotivité et de la tension psychologique

En premier lieu, le contrôle de l'émotivité est assuré par l'entraînement à la relaxation psychosomatique. Rappelons la technique d'une méthode simplifiée de détente physique et mentale.

Débarrassez-vous de tous les vêtements serrés ou gênants ; desserrez le col de la chemise ; déchaussez-vous ; ayez bien chaud afin de ne pas rester crispé (donc, étendez-vous sur une couverture suffisamment épaisse et dans une pièce chauffée). Allongez-vous sur le dos, jambes et bras étalés assez largement (ou les mains posées sur l'abdomen).

Chassez toute idée sombre, pessimiste ou désagréable. Orientez votre esprit vers des souvenirs agréables et calmes : rivière coulant doucement, lac ou mer tranquille, nuages blancs dans un beau ciel, promenade en bateau... (il est souvent préférable de susciter des images de la nature). Concentrez alors votre pensée sur la partie du corps que vous souhaitez détendre. Vous pouvez opérer dans l'ordre suivant :

1) *Les pieds :* laissez-les retomber, mous et flasques, pointes tournées vers l'extérieur ; la relaxation des mollets s'ensuit naturellement.

2) *Les genoux :* concentrez la pensée de détente sur les genoux ; les cuisses se décontractent simultanément.

3) *L'abdomen et le thorax :* ne pensez pas à la respiration : elle sera libre et aisée si les muscles sont bien détendus.

4) *Les bras et les épaules :* la main doit être souple, les coudes doivent reposer mollement.

5) *Le visage et le cou :* vos yeux sont fermés naturellement, sans contraction. La bouche est entrouverte (mâchoires non crispées). Le front est bien détendu. La langue repose sur le plancher de la bouche et elle n'est pas serrée contre les dents.

Toutes ces régions sont à décontracter l'une après l'autre, et non simultanément au début. Souvent, d'ailleurs, elles restent contractées tant que l'attention n'en sera pas détournée pour passer aux organes suivants.

Progressivement sera obtenue une détente bienfaisante. Les débuts seront sans doute assez difficiles et beaucoup abandonnent rapidement, découragés. Les premiers résultats positifs ne sont quelquefois pas évidents avant plusieurs semaines.

La durée totale de l'exercice peut être de 10 à 30 minutes par jour. Les grands nerveux, les personnes fatiguées, les malades peuvent le pratiquer à plusieurs reprises au cours de la journée, notamment avant et après le repas. Ceux qui souffrent d'insomnie ont intérêt à s'y livrer pour se préparer au sommeil ou pour se rendormir en cas de réveil nocturne.

6. Thérapeutiques comportementales

Certains centres nerveux régulent l'activité du système sympathique : l'activité de ces centres peut donc intervenir dans le déclenchement et l'entretien de l'hypertension et d'une émotivité excessive favorisant les aberrations neuro-hormonales. D'autre part, les agressions extérieures peuvent augmenter, transitoirement ou durablement, la pression artérielle. L'effet hypotenseur habituel de la détente physique et nerveuse peut être expliqué en partie comme étant le résultat d'une mise à l'abri des agressions auxquelles l'hypertendu ou le cardiaque est soumis dans son environnement usuel. Les thérapeutiques comportementales visent à modifier la réponse du système nerveux central aux agressions extérieures et à réduire le niveau tensionnel.

L'homme est normalement capable, après une éducation spéciale, d'induire volontairement dans son organisme une diminution du tonus sympathique, avec ralentissement du cœur et du rythme respiratoire, diminution de la consommation d'oxygène et baisse de la pression artérielle. Cette éducation est favorisée par des techniques de **détente** de nature et d'origine très diverses. Elles font appel à des techniques de **méditation**, de **yoga**,d'**hypnose**, d'**auto-hypnose**, etc.

Un autocontrôle biologique peut également être recherché avec la technique du **bio-feedback** ; l'homme peut obtenir un contrôle volontaire des fonctions du système nerveux autonome, y compris de la pression artérielle ; grâce à des appareils de mesure automatique de la tension artérielle, le sujet peut prendre connaissance à chaque instant de ses propres chiffres tensionnels. Un apprentissage permet ensuite d'obtenir une baisse progressive de la tension artérielle. Certains appareils, qui mesurent instantanément le pouls, permettent de parvenir à un résultat semblable.

L'influence du milieu affectif (intime, social, professionnel, de loisir...) est considérable, elle aussi. La recherche d'un environnement favorable, excluant l'excès de bruit, l'agitation, le stress permanent est devenue une nécessité pour beaucoup d'entre nous.

On se reportera à notre ouvrage *Psychothérapie par les méthodes naturelles* (Collection Psycho-Soma, même éditeur).

DEUXIÈME PARTIE

Index thérapeutique

Acrocyanose

Définition : extrémités rougies en permanence : mains, jambes ou oreilles, nez, pommettes, face intérieure des bras. Apparaît surtout chez les jeunes filles. Ce trouble s'accentue par temps froid et humide.

Causes : il ne semble pas s'agir d'un trouble circulatoire vrai mais d'un désordre endocrinien ou endocrino-sympathique.

Quoi qu'il en soit, les conseils donnés pour la maladie de Raynaud conviennent bien ici car le but visé est, en psychosomatique naturelle, la restauration du niveau général de santé, d'harmonie vitale et d'immunité naturelle.

Soins naturels : ce seront donc ceux qui ont été conseillés pour la maladie de Raynaud et les varices. On insistera sur les points suivants :

— Alimentation biologique et bien équilibrée. Supprimer sucre, gâteaux, chocolat...

— Ne pas fumer, boire de l'alcool, prendre de médicaments ni de pilule anticonceptionnelle.

— S'activer physiquement et respirer amplement.

— Prendre du repos en suffisance.

Mesures complémentaires :

— Ostéopathie, étiopathie, chiropratique : rechercher les anomalies structurales et vertébrales éventuelles.

— Déblocage thoracique, points de Knap, exercices d'orthothérapie.

— Hydrothérapie générale par 1 ou 2 bains tièdes hebdomadaires avec algues micro-éclatées, à faire suivre d'une douche ou d'effusions froides.

— Chaque jour, après la toilette du matin, se frictionner au gant et à la lanière de crin.

Anévrisme

Définition : dilatation d'une artère, par exemple de l'aorte.

Symptômes : douleur, trouble de la voix et de la déglutition, difficulté à respirer, œdème.

Traitement médical : médicaments divers, éventuellement traitement chirurgical.

Soins d'hygiène vitale : repos, jeûne de plusieurs jours, puis régime de désintoxication comportant exclusivement légumes et fruits, pendant une ou deux semaines, avant le retour à l'alimentation normale, du type 60/20/20, avec adjonction de céréales germées et de levure alimentaire sèche (une ou deux cuillerées à soupe par jour). Ionisation négative de l'air ambiant. Progressivement, avec prudence, reprise de la marche douce et des exercices respiratoires et oxygénants, alternant avec la relaxation.

Ponçage des points de Knap et déblocage thoracique deux fois par semaine.

Le programme général de rétablissement est purement et simplement celui qui a été décrit au chapitre II ainsi que dans l'étude sur l'*Artérite.*

Phytothérapie et aromathérapie : se reporter à la rubrique *Artérite.*

Angine de poitrine (ou angor)

Définition : oppression douloureuse à la hauteur du sternum irradiant vers le cou en étau avec sensation d'étranglement. Il y a donc gêne respiratoire avec angoisse. La sensation s'irradie vers la mâchoire inférieure, les épaules, la face interne des bras, des poignets (douleurs en bracelet) le plus souvent à gauche.

Causes déclenchantes : cette douleur survient lors d'un effort ou, parfois, au repos en période digestive, ou pendant la nuit.

Causes profondes : ce sont celles de tous les troubles cardio-vasculaires, aggravées par l'angoisse (d'où le nom d'*angor*). Le tabac est un facteur négatif, de même que le café, l'alcool, la pilule anticonceptionnelle, les tranquillisants, etc.

Aspects psychosomatiques de l'angor : « *Les malades angoreux sont incapables de distinguer les effets d'un placebo de ceux d'une xanthine, quand les mesures adéquates sont prises pour éviter l'identification du produit par tout autre moyen que la diminution de la douleur. On peut conclure que les xanthines n'exercent aucune action spécifique utilisable dans le traitement de routine de la douleur angineuse.* » (Dr Gold, U.S.A., 1937.) De même, le docteur Master a conclu à l'inefficacité de l'aminophylline dans l'angor.

En 1950, le docteur Grenner obtient des résultats voisins en comparant les réponses subjectives des malades qui, chaque jour, notent leur état sur un carnet de soins pendant l'utilisation de la khelline pour des troubles des coronaires.

L'héparine, utilisée comme antalgique dans l'angor, n'est pas sortie sans dommage de la comparaison avec les placebos.

En 1948, le docteur Stockvis a guéri de façon durable un jeune homme atteint de tachycardie paroxystique en lui faisant boire une potion rouge fortement épicée.

Traitement médical : administration de dérivés nitrés par la bouche car l'angine de poitrine correspond à un apport insuffisant de sang oxygéné dans une région du cœur.

Il faut agir vite car, si la crise se prolonge plus de 15 minutes, elle peut faire craindre la survenue d'un *infarctus du myocarde* (voir ce mot).

Soins d'hygiène vitale : pour prévenir l'angine de poitrine, la seule prévention efficace est celle de la généralité des troubles cardio-vasculaires (voir le chapitre II), en insistant particulièrement sur les facteurs psychologiques (chapitre VI), et sur les techniques physiques : ponçage des points de Knap chaque semaine, avec déblocage thoracique (Plent-Martin de Beauce) ; *Respirator* chaque jour, en association avec les exercices oxygénants.

Les facteurs psychologiques ne doivent pas être négligés ; notamment, la relaxation psychosomatique est à pratiquer chaque jour (une ou deux séances).

Il sera bon de rechercher et corriger les éventuelles anomalies de la colonne vertébrale et du crâne (spécialement les vertèbres dorsales D2, D3 et D4).

Phytothérapie : infusions d'aubépine (30 g/l), lavande (20 g/l), marjolaine (20 g/l), passiflore (20 g/l).

Aromathérapie : à 10 heures, à 16 heures et au coucher, quatre gouttes d'essence de lavande sur un morceau de sucre roux ou en mélange dans une cuillerée à café de miel doux.

Hydrothérapie : bains de bras dans l'eau chaude additionnée d'algues micronisées, dont la température est augmentée progressivement jusqu'au maximum soutenable ; rester alors quelques minutes ; puis lotion des bras et du thorax à l'eau froide, essuyage et friction avec essences végétales d'aiguilles de pin, de lavande, de citronnelle, de thym...

Artériosclérose

1. Causes et processus de l'artériosclérose

Par suite de perturbations, il se produit, dans la couche intérieure (ou dans la couche intermédiaire) de l'artère, un dépôt formé notamment de calcium et de cholestérol, ce qui conduit à un gonflement de la surface des vaisseaux et, plus tard, à un durcissement.

Le cholestérol est produit, en grande partie, par notre corps lui-même, mais se trouve également dans certains aliments comme les graisses animales et les viandes. Il s'achemine à l'état dissous dans le sang à travers les artères et, ensuite, il est éliminé par le foie (bile) et l'intestin. Un processus sanguin compliqué, la phospholipoïde, conserve le cholestérol dans un état dissous. Les phospholipoïdes sont des acides gras non saturés qui se forment dans le foie et se trouvent également dans les huiles végétales pressées à froid.

Lorsqu'il se produit une carence d'acides gras non saturés, apparaît un déséquilibre dans la solubilité du cholestérol qui menace de se déposer sur les parois des vaisseaux sanguins. Les parois des vaisseaux se trouvent une protection contre leur durcissement dans le **magnésium** des fruits et des légumes verts, notamment.

Lorsque l'acidité du sang se trouve subitement augmentée, comme c'est le cas par exemple après des repas contenant beaucoup de protides, le cholestérol ne peut se dissoudre et le durcissement des vaisseaux en est favorisé.

Un approvisionnement suffisant en oxygène des différentes couches des vaisseaux artériels est également un facteur important pour leur bonne conservation. Un air vicié par les gaz industriels, la suie, les poussières et l'oxyde de carbone exerce, à la longue, une influence néfaste sur l'organisme.

La fumée de tabac contient 10 % d'oxyde de carbone. A cela s'ajoute l'effet nocif de la nicotine qui agit particulièrement sur les cellules de la paroi interne des vaisseaux et y produit des irritations et des ulcérations causant, par la suite, des thromboses. **90 % des infarctus du myocarde se présentent chez les fumeurs.**

Cependant, même un air pur, riche en oxygène et dépourvu de poussières, peut amener une lésion des vaisseaux, lorsque l'acheminement de l'oxygène par le sang se trouve gêné, comme cela se produit par une absence d'activité corporelle et sportive ou par la consommation d'aliments riches en nitrates et nitrites (épinards, carottes, etc., poussés à force d'engrais nitratés).

Pour maintenir en bon état les organes de notre corps, il est indispensable qu'ils soient irrigués au maximum par le sang, afin d'éviter leur encrassement par des déchets. Un cœur qui n'est plus entraîné par l'exercice, la marche, le sport ou le travail corporel s'affaiblira en peu de temps et réagira ensuite, lorsqu'on lui demandera subitement un effort d'ordre physique ou psychique, par un infarctus du myocarde ou par une angine de poitrine. Sur 2 000 gymnastes âgés que l'on avait examinés, aucun d'eux n'était atteint d'un durcissement quelconque des vaisseaux coronaires : chacun était resté sportif tout au long de sa vie.

Le durcissement des vaisseaux a donc un rapport certain avec une irrigation insuffisante de sang peu oxygéné.

Une surexcitation nerveuse se répétant continuellement peut, à la longue, également conduire à des perturbations des nerfs vasculaires et, par là même, à l'artériosclérose.

Toutes ces observations conduisent, maintenant, à l'espoir de conserver en bon état notre système vasculaire et d'agir contre une artériosclérose menaçante.

2. La nutrition et l'hygiène naturelle

Des recherches statistiques approfondies ont montré qu'entre les deux guerres, le degré d'artériosclérose dépendait, en très grande partie, de la consommation de graisses. C'est précisément pendant les périodes de rationnement en graisses que le nombre des maladies occasionnées par l'artériosclérose a diminué rapidement. Les crises d'apoplexie, les infarctus du myocarde et les scléroses des vaisseaux coronaires étaient beaucoup plus rares.

Cela signifie pour nous que l'homme âgé de plus de 45 ans doit consommer peu de graisses et seulement des graisses saines. Pour la cuisine, il ne faudra utiliser que des huiles pressées à froid et des graisses végétales qui contiennent des acides gras non saturés. Ne jamais graisser les aliments plus qu'il ne faut. Ce sont surtout les repas lourds en graisses et en viandes qui portent en eux le danger d'un infarctus. Nous connaissons tous les fameux infarctus du dimanche, après un bon repas copieux.

— Peu de graisses, peu de viandes ; large ration de fruits, de légumes et de verdures, du pain bis au levain, un ou deux œufs ou fromage bien fabriqué, telle peut être la base journalière de notre alimentation.

— L'exercice, c'est la vie, de sorte que nous tâcherons d'intercaler dans nos occupations quotidiennes des exercices corporels, des promenades, du mouvement, car il est prouvé que les personnes qui exercent toute leur vie un travail corporel sont très rarement sujettes à l'artériosclérose.

— Commencer la journée par une bonne friction de la peau pendant 2 à 4 minutes. Prendre, pour cela, une bonne brosse de chiendent qui devra, sans faute, avoir un manche afin de pouvoir atteindre toutes les parties du corps. On brossera particulièrement bien les épaules, la nuque et la partie gauche de la cage thoracique. Un gant et une bande de crin conviennent également bien.

— Pour terminer, faire un peu de jogging sur place, ou des exercices d'orthothérapie avec déblocage thoracique, si possible.

— Prenez l'escalier et utilisez peu l'ascenseur.

— Après la journée de travail, relaxation pendant une demi-heure puis bain de siège ou de bras froid pendant 20 à 30 secondes.

— Organisez le travail quotidien de telle sorte qu'il permette, le soir, une promenade, un exercice sportif ou un travail de jardin.

— Des enveloppements humides des mollets, le bain de pieds alterné ou le bain de bras alterné s'impose le soir.

— Une fois par semaine, un demi-bain de 10 mn à 37° avec algues micro-éclatées et extraits de pin, de mélisse ou de valériane, ou formule du professeur Lautié : *Pédiluve* des sportifs ou *Air léger de Saint-Barnabé,* à faire suivre d'une douche froide et d'un repos d'une heure au lit.

Phyto-aromathérapie : voir *Artérite.*

Artérite oblitérante gangréneuse et mal perforant plantaire

1. Définition

L'**artérite** est une lésion artérielle d'origine inflammatoire ou dégénérative, aboutissant à l'épaississement des parois du vaisseau et, parfois, à sa dilatation et à son oblitération par un caillot sanguin ou par un dépôt de cholestérol et de calcium (dans l'athérome).

Le **mal perforant** est caractérisé par une ulcération de la plante du pied, dans l'artérite du membre inférieur.

2. Symptômes

L'artérite cause une gêne circulatoire et un défaut d'irrigation des tissus qui en dépendent, ce qui peut aboutir à la **gangrène**. Le plus souvent, l'artérite apparaît insensiblement. Au début, les troubles ne se font sentir qu'à l'effort, l'irrigation étant insuffisante pour le travail musculaire exigé ; le sujet ressent alors des crampes douloureuses du mollet qui disparaissent au repos *(claudication intermittente).* Parfois, de banales crampes nocturnes peuvent attirer l'attention. Les extrémités sont facilement froides, cyanosées ou blanches.

La gangrène est annoncée par une exacerbation des douleurs habituelles ; une zone violacée s'étend dans la région des téguments affectés, qui sont desséchés et amincis. Vient alors la période de **gangrène sèche** ; une zone limitée se durcit, noircit et se momifie, formant une zone de nécrose qui s'éliminera progressivement. On appelle **gangrène humide** la gangrène infectée. Il se produit alors une plaie de la plante du pied, forme particulière du mal perforant plantaire (qui peut aussi être en rapport avec le diabète ou une névrite).

3. Pronostic

Avec les traitements médicaux, évolution progressive pessimiste à longue échéance. Pour la gangrène humide, pronostic très sombre : amputation et/ou septicémie.

Avec les soins naturels, pronostic souvent optimiste, même en cas d'artérite gangréneuse avec mal perforant plantaire.

4. Causes

L'artérite dépend de facteurs complexes et non seulement du taux de cholestérol contenu dans le sang et de l'apport de cholestérol par l'alimentation. Les statistiques sont décevantes : les indigènes d'Okinawa, végétariens, ne présentent pratiquement pas d'athérosclérose, non plus que les Japonais qui vivent frugalement ; mais les Esquimaux, gros mangeurs de viande grasse, sont également épargnés. En revanche, les populations pauvres du Maroc sont touchées par l'athérosclérose : leur alimentation est très pauvre en protides.

En fait, l'artérite, l'artériosclérose, l'athérome, l'infarctus du myocarde et les maladies cardio-vasculaires en général sont le résultat de facteurs multiples.

Alimentation : trop riche en graisses animales, surtout en graisses cuites et en légumineuses ; utilisation d'huiles et graisses hydrogénées ;

suralimentation, sous-alimentation avec régime déséquilibré ; viandes d'animaux nourris ou traités à l'aide d'antibiotiques.

Donnons quelques précisions sur les corps gras et le cholestérol. Certaines huiles végétales, biologiquement traitées, sont riches en acides gras insaturés : huile de noix (75 %), de tournesol (60 %), de maïs (55 %), de soja (50 %), d'arachide (25 %), d'olive (15 %), etc. En revanche, la margarine contient une grande proportion d'acides gras saturés par chauffage et hydrogénation.

Le cholestérol semble être plus facilement métabolisé lorsque la ration alimentaire est riche en acides gras insaturés. Au contraire, la combinaison du cholestérol avec des acides gras saturés aboutit à la formation de composés lourds et peu dissociables qui augmentent la viscosité du sang et tendent à s'accumuler sur les parois artérielles.

Le régime qui fournit suffisamment d'acides gras insaturés semble donc favoriser la régulation du métabolisme du cholestérol. C'est ainsi que les huiles végétales vierges, sans toxiques de synthèse, doivent composer environ les deux tiers de la ration lipidique, l'autre tiers étant constitué de graisses animales de bonne qualité biologique (lait, fromage, œuf et, pour les non-végétariens, graisse des viandes et des poissons).

Aliments dangereux pour l'artéritique : charcuterie (y compris le jambon dit maigre), viandes, poissons et fromages très gras, lait entier. Egalement, poivre et condiments forts à cause de leur action défavorable sur le système nerveux et la circulation. Légumineuses (pois, haricots, lentilles...). Il est préférable de réduire le sel ou même de le supprimer transitoirement. Se méfier tout particulièrement des viandes provenant d'animaux nourris ou traités aux antibiotiques et des aliments comportant des moisissures.

Doivent être réduits la ration de farineux et dérivés de céréales (pomme de terre, pain, riz, pâtes, pâtisserie) et les sucres, surtout s'il y a tendance à l'obésité. Le thé et le café sont de véritables poisons.

Aliments conseillés : voir la liste au chapitre II.

L'alcool : ce n'est pas un aliment. Il est formellement contre-indiqué. Il entraîne une grave surcharge hépatique. L'apparente euphorie qu'il procure est factice. Il cause une vasodilatation (la face se colore, les pieds se réchauffent) mais l'activation circulatoire ainsi obtenue est suivie d'un phénomène constrictif réflexe. Gin, scotch et autres alcools sont un fléau pour l'artéritique, le cardiaque, l'hypertendu. Il est déraisonnable au plus haut point de « traiter » par l'alcool (fût-ce le whisky) les troubles circulatoires.

Des inconvénients semblables résultent d'ailleurs de l'usage des médicaments.

Le tabac : incontestablement, l'usage du tabac favorise les troubles cardio-vasculaires. Les recherches de ces dernières années ont établi la relation entre ces deux termes. L'évolution des coronarites et autres troubles circulatoires est nettement plus rapide et grave chez les fumeurs.

Thé, café, etc. : ces produits dont l'usage est trop répandu sont néfastes à bien des titres et dérèglent toutes les fonctions vitales. Nous n'y insisterons pas ici.

Sédentarité excessive : un simple exemple : une enquête à Londres a montré que les receveurs de bus, qui se déplacent constamment dans leur travail, sont moins affectés par le cholestérol que les conducteurs quoiqu'ils aient un niveau de vie équivalent.

La sédentarité et l'inactivité favorisent l'obésité, au même titre que la suralimentation. Les enfants et les adultes obèses sont des malades incapables de métaboliser correctement leur nourriture, donc exposés aux troubles circulatoires.

Insuffisance d'exposition au soleil : les rayons U.V. transforment partiellement le cholestérol du sang en vitamine D, indispensable pour l'assimilation du calcium. Le manque de soleil sur la face, les mains et si possible sur le corps entier retarde la croissance mais aussi ralentit le métabolisme du cholestérol.

Médicaments : les ébranlements et les déséquilibres causés par les médicaments sont devenus habituels chez l'immense majorité des civilisés et des peuples que ceux-ci « civilisent ». Par exemple, le calcium chimique se dépose sur les parois des artères et forme avec le cholestérol un composé rigide. Les vitamines et minéraux synthétiques, les antibiotiques, hormones, barbituriques, tous sont nocifs et conduisent à la maladie chronique et aux troubles de la dégénérescence.

La pilule anticonceptionnelle chez la femme. L'association pilule-tabac-alcool est d'une nocivité extrême.

Facteurs émotionnels : les sujets soumis à une vie chargée d'alertes (menues ou graves) mobilisant sans répit leur système neuro-hormonal sont plus touchés par les troubles cardio-vasculaires. Le tempérament, la constitution, le caractère jouent un rôle important. La propension à l'anxiété, la rumination obsédante des soucis, l'inaptitude au divertissement orientent vers les troubles nerveux et circulatoires. La « maladie des responsables » en est un exemple frappant. Mais il faut se méfier du diagnostic. Un médecin américain, Gordon, a réalisé une expérience sur les malades hospitalisés à l'Institut de recherches de Bethesda, près de Washington. Gordon fit chaque jour à ses malades une prise de cholestérol, mais au lieu de se présenter avec sa petite seringue dont il se servait habituellement pour ce prélèvement, il entra dans la chambre des malades avec une seringue volumineuse, qu'il n'utilisa d'ailleurs pas pour la prise de sang. Il répéta l'expérience de nombreuses fois, auprès de sujets différents et avec des seringues de tailles variées. Il en vint à constater que *le taux de cholestérol était d'autant plus élevé qu'il avait abordé son client avec une seringue plus impressionnante !*

Des dosages pratiqués chez les étudiants ont montré la coïncidence de poussées hypercholestérolémiques avec les examens et les concours. La tension excessive et prolongée cause des troubles cardio-vasculaires qui retentissent sur la nutrition des artères ; les capillaires deviennent atones ou contractés en permanence et ne permettent plus le passage du sang chargé d'éléments nutritifs. Il en résulte une dégénérescence de la paroi artérielle et des lésions à plus ou moins long terme.

Certains métiers aggravent le risque d'artérite : étameurs et peintres, notamment, doivent prendre des précautions particulières.

5. Le traitement médical

Indépendamment de quelques indications diététiques (quand le praticien y pense et que le patient y consent !), le traitement est médicamenteux et chirurgical : médicaments vasodilatateurs, infiltrations du sympathique lombaire, hormones, anticoagulants, hypocholestérolémiants, barbituriques, section des filets sympathiques, amputation d'une partie ou de la totalité du ou des membres, remplacement des vaisseaux par des prothèses (tuyaux en matière plastique), etc.

Les résultats du traitement médical sont souvent décevants. Le patient devient l'esclave du médicament et voit son cas empirer. Les médicaments sont des poisons dont les effets sont parfois redoutables. Ainsi le Mer-29 et d'autres anticoagulants surnommés « anticholestérols-miracles » ont dû être retirés du commerce pharmaceutique, leurs effets secondaires s'étant révélés catastrophiques (anémie, cataracte, chute des cheveux et des poils...). Ce n'est pas sans danger que l'on touche à l'équilibre nerveux-endocrinien et sanguin.

Les traitements médicaux de l'artérite conduisent donc généralement à l'**amputation** d'un ou de plusieurs membres. Cette opération s'effectuera souvent en plusieurs stades : une partie de la jambe, la jambe, l'autre jambe, etc., jusqu'à la phase ultime de la dégénérescence et de la gangrène généralisée, au milieu de souffrances indescriptibles.

6. Le traitement par les soins d'hygiène vitale

Les soins naturels tiennent compte de ce que l'organisme tout entier est déséquilibré. Les soins ne peuvent rester locaux : palliation et suppression conduisent le malade à la table d'opération puis à la tombe. Le cœur, les reins, le foie, les poumons, le système nerveux, les muscles, les organes sensoriels, les os, toutes les fonctions, tous les organes, toutes les cellules ont participé, à un degré plus ou moins accentué, à la dégénérescence de l'édifice. *« L'homme a l'âge de ses artères »* ; il est donc **vieux prématurément.** Mais il peut rajeunir... sans élixir. Il lui suffit d'appliquer le programme général de soins d'hygiène vitale.

Quelle que soit la gravité de son cas, il est vain d'espérer le vrai rétablissement par les médicaments. Il faut réserver l'intervention chirugicale aux cas les plus graves et ceux-ci restent une exception rarissime.

Il faut encore savoir que l'état pathologique s'est édifié lentement depuis l'enfance, et qu'il ne faut pas attendre de résultats spectaculaires en quelques jours (sauf exceptions). La toxémie doit se réduire progressivement. L'hypertension et l'hypérémie, les troubles digestifs, les céphalées, la goutte et le rhumatisme, l'oppression, etc., étaient des « sonnettes d'alarme » et il faut apprendre maintenant à les entendre et à respecter leurs messages.

Il est permis de penser que les premiers dépôts de cholestérol et de calcium étaient destinés à renforcer des parois devenues fragiles. Mais la réparation est inférieure au tissu de base et, tôt ou tard, la rupture ou l'accumulation de « soudure » causera des catastrophes. Il faut donc réagir sans s'illusionner : c'est un effort prolongé et permanent qui est réclamé du patient et de son entourage. Mais il est possible de « revenir en arrière ».

7. Programme

1) **Jeûne total** ou, si le patient et son entourage s'y refusent, **régime de désintoxication.**

2) **Reprise alimentaire progressive,** très lente. Remplacement des aliments habituels, trafiqués et « chimiqués », par des aliments biologiques et naturels. Pendant longtemps, abstention des excitants et condiments violents, d'alcool, de cacao, thé, café, pâtisseries au lait, aux œufs et à la crème. Remplacement des graisses animales et des graisses et huiles cuites ou hydrogénées par des corps gras insaturés (huile de sésame, de tournesol, de maïs, d'olive, pressées à froid). Seule boisson : l'eau. Certains compléments alimentaires naturels sont utiles : blé germé, levure alimentaire...

3) **Repos** aussi complet que possible : physique, sensoriel, émotionnel et mental. Dans les cas graves, repos au lit une bonne partie de la journée. Les excès de toute sorte doivent être évités. Il faut apprendre à éviter le stress excessif (dû au travail mal organisé, à l'ambition exagérée, à l'urbanite). L'harmonieuse maîtrise de l'esprit est un gage de préservation du cœur et de la santé.

4) **Abstention absolue de tabac, produits chimiques, médicaments, hormones, vaccins** et de tout ce qui peut perturber les fonctions vitales. Les anticoagulants sont dangereux. Au cours du jeûne ou du régime de désintoxication, l'organisme accomplit efficacement son travail de dissolution des caillots sanguins et des dépôts de cholestérol et de calcium. Si tabac et produits chimiques ne sont pas supprimés, le rétablissement

sera lent ou impossible. La suppression absolue de la pilule anticonceptionnelle s'impose. L'alcool est un ennemi à éliminer.

5) Progressivement, **exercice physique** au grand air, suivant des règles à étudier pour chaque sujet : bain d'air, bain de soleil, bain à l'eau tiède. Insistons sur l'importance particulière des exercices oxygénants.

6) Localement, **bains** ou **compresses** alternativement chauds et froids (avec grande prudence) ; effleurages extrêmement légers au-dessus de l'oblitération, c'est-à-dire entre l'oblitération de l'artère et le cœur, et à condition qu'il n'y ait aucun signe d'inflammation.

7) S'il y a gangrène, même humide, c'est-à-dire infectée, applications locales de **cataplasmes d'argile** pure, très propre mais non cuite au four. L'argile peut être (sur la gangrène sèche ou après élimination des grosses masses de pus et de cholestérol) additionnée d'un peu d'huile de foie de morue ou d'huile végétale vierge (vitamine F utile pour la reconstruction de la peau).

8) **Phyto-aromathérapie :** infusions d'aubépine (1 cuillerée à café de fleurs par tasse), d'aubier de tilleul, de racines de fraisiers, de baies de genévrier (10 à 20 baies chaque jour), germandrée (20 g/l), reine-des-prés ; prendre chaque jour 20 ou 30 g de graines de lin *(très fraîches)* gonflées et broyées, à incorporer dans le double de poids de miel de romarin.

Au réveil, 5 gouttes d'essence d'ail sur un morceau de sucre roux. A 10 heures, 5 gouttes d'essence de citron dans une tisane de feuilles d'olivier. Au coucher, 5 gouttes d'essence de citron dans une infusion d'aubépine.

Voilà le programme synthétique grâce auquel des « miracles » peuvent être obtenus, miracles aux yeux du profane mais faits naturels et habituels pour l'hygiéniste. Quelles que soient, cependant, les possibilités offertes par les soins d'hygiène vitale pour le rétablissement de la santé, une conduite raisonnable consiste à vivre d'une manière aussi équilibrée que possible. L'artérite ou l'artériosclérose n'est pas la maladie du grand âge, c'est une maladie de vieillesse, et celui qui sait vivre correctement **peut devenir âgé en gardant jeunesse et efficience.**

Pour conclure, les quatre préceptes essentiels sont :

— Evitez les médicaments et les excitants (tabac, café, alcool...).

— Mangez peu et simplement ; choisissez des aliments naturels.

— Prenez suffisamment d'exercice physique, chaque fois que possible au grand air et au soleil.

— Apprenez l'art de la relaxation.

La récompense sera un courant sanguin riche et pur et une vitalité abondante.

8. Nocivité du froid excessif

Le froid entraîne une vasoconstriction externe qui se traduit chez l'artéritique, par un accroissement de la stase sanguine des extrémités. Les pieds doivent être gardés bien chauds et, en saison froide, plusieurs paires de chaussettes de laine peuvent être utilisées simultanément, à condition que les chaussures soient suffisamment amples pour ne pas gêner la circulation. La nuit, le lit doit être bien chaud : couverture chauffante si possible. Il faut se méfier des bouillottes qui peuvent occasionner des brûlures et peut-être accroître localement la viscosité du sang.

La gymnastique constitue le meilleur moyen de garder les membres chauds ; marche, postural method de Buerger (voir ci-après), etc. Une respiration ample à l'air libre (le bain d'oxygène) et la gymnastique diaphragmatique, qui assure un meilleur « pompage » du sang de la partie inférieure du corps, sont particulièrement précieux.

Le bain de jambes alterné (eau chaude — eau froide) ou la douche alternée au niveau des mollets et des cuisses sont d'utiles adjuvants. La marche nu-pieds dans l'herbe couverte de rosée ou dans la neige ou sur des dalles mouillées (préconisée par Kneipp) peut se révéler favorable à condition d'opérer ensuite un réchauffement progressif.

(Notons que dans certains cas et à un certain stade, le patient ne peut supporter la chaleur du lit et doit placer ses pieds hors de la couverture.)

9. Postural method

Elle a été préconisée par Buerger. Simple, elle est néanmoins d'une remarquable efficacité si elle est exécutée avec régularité, compte tenu des modifications que nous y avons apportées afin d'éviter l'ensellure au niveau des vertèbres lombaires. Elle comporte 3 temps :

1er temps : la personne est en position allongée sur le dos.

— Soulever successivement un genou, puis l'autre, en les pliant, les pieds restant à terre.

— Elever successivement un pied puis l'autre au-dessus du corps jusqu'à ce que la jambe fasse environ un angle de 90° avec l'horizontale. En même temps, tirer vers le corps les orteils, tout en tendant fortement les jambes. Cette posture est à maintenir pendant 2 minutes.

— En cas de douleur dans la jambe, revenir en position allongée avant la fin des 2 minutes, en pliant successivement les jambes puis en les allongeant.

2e temps : le patient est en position assise au bord du lit.

— Laisser les jambes pendantes, sans aucun appui au sol.

— Faire alors simultanément et sans arrêt la flexion, puis l'extension du pied sur la jambe avec orteils fléchis (A) ou tendus (B).

— Exercice à poursuivre également 2 minutes.

3e temps :

— Se remettre en position horizontale sur le dos, avec jambes allongées. S'il y a lieu, placer un petit coussin sous les genoux, les lombaires et la nuque.

— Recouvrir soigneusement les jambes avec une couverture, chauffante de préférence.

— Cette détente est à respecter pendant au moins 5 minutes. La respiration sera lente et profonde.

Ce cycle sur « trois temps » (élévation, abaissement et horizontalité) doit être répété six fois de suite et, si possible, trois fois par jour : le matin au réveil, au début de l'après-midi et le soir au coucher. Chaque séance dure environ une heure.

L'observation stricte de ce rythme « à trois temps » et surtout le recours quotidien à une telle gymnastique demeurent évidemment indispensables pour le complet succès de la méthode.

*
* *

EXERCICES DE LA POSTURAL METHOD DE BUERGER

Artérite et mauvaise circulation dans les membres inférieurs

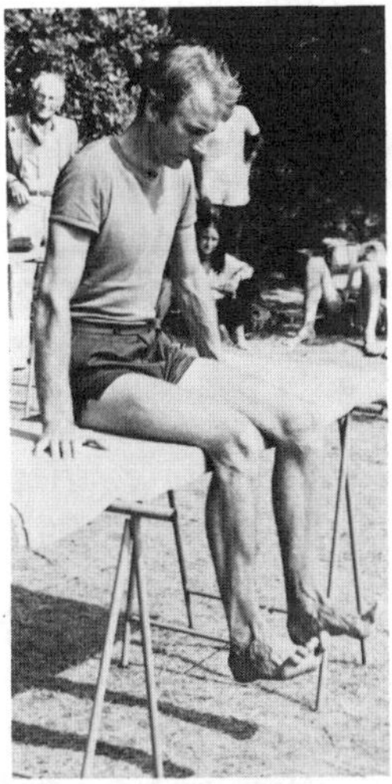

Tirer au maximum sur les pieds vers le haut, puis vers le bas.

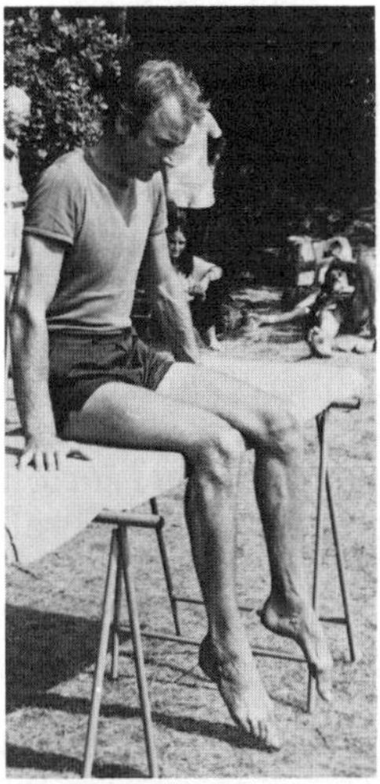

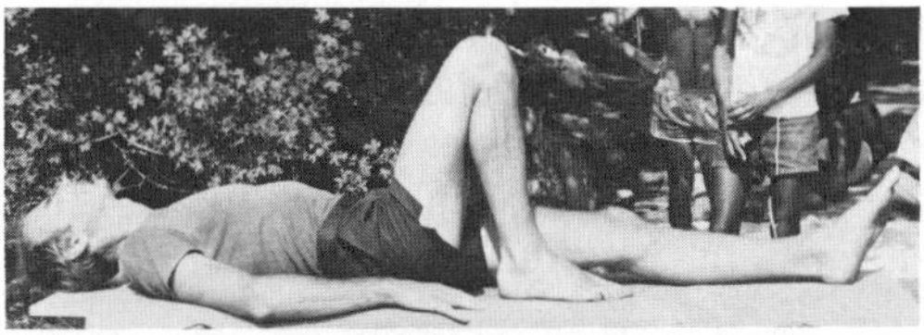

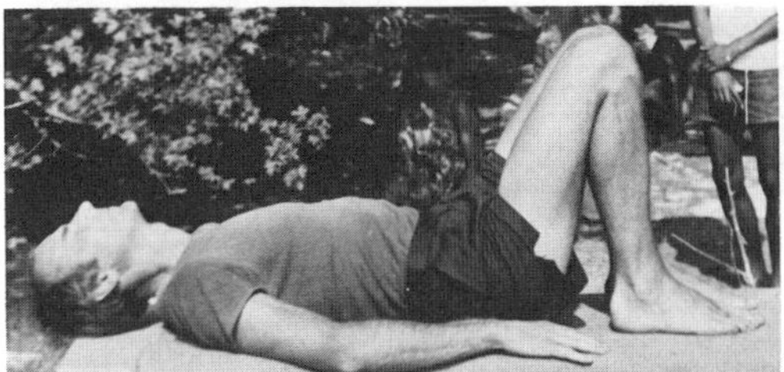

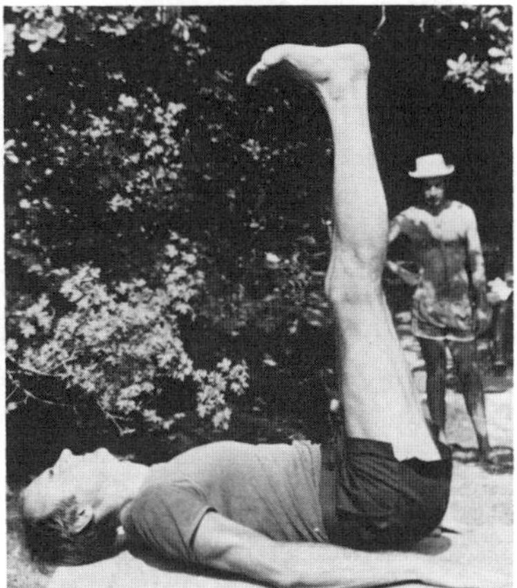

A partir de la position couchée, soulever un genou, puis l'autre. Lever une jambe, puis l'autre. Allonger au maximum les deux jambes et tirer les doigts de pieds vers le bas (pendant cet exercice, le cou doit être tiré au maximum vers le bas, la tête étant en « double menton »).

Athérosclérose

Définition : sclérose des artères due à l'athérome : surcharge en graisses de la paroi. C'est une des causes essentielles des affections cardio-vasculaires.

Elle siège au niveau de certaines artères et provoque leur durcissement et leur épaississement, une perte d'élasticité avec dépôt de substances lipidiques et calcaires au niveau de lésions artérielles chroniques. Il se forme donc, dans la tunique interne, des plaques jaunâtres constituées de dépôts lipidiques (graisseux). Ces foyers, qui peuvent s'ulcérer (et libérer dans le vaisseau une bouillie semblable à du pus grumeleux) ou se calcifier, constituent la manifestation initiale de l'athérosclérose. Celle-ci affecte surtout les grosses et les moyennes artères (aorte, artères coronaires et cérébrales, artères des membres), dont elle peut provoquer l'oblitération.

La sclérose des artères est très fréquente chez l'homme à partir de 20 ou 30 ans, et dès 35 ans chez la femme.

Causes : l'hérédité semble jouer un rôle, de même que le sexe (elle est plus fréquente chez l'homme, mais devient plus fréquente chez la femme après la ménopause). Les *habitudes alimentaires* conduisant à l'obésité sont parmi les causes essentielles, spécialement lorsque la *sédentarité* est excessive ; on compte aussi le *tabac* et l'*alcool* parmi les facteurs importants. Le diabète, l'hypercholestérolémie et l'hyperlipidémie peuvent être observés simultanément. La *pilule anticonceptionnelle* est un facteur aggravant.

Le sucre est-il en cause ? Le professeur John Yudkin, du Département de la nutrition à l'université de Londres, a déclaré : « *Le sucre est responsable de diverses affections cardiaques.* » Il a étudié le régime de deux groupes d'hommes de 45 à 65 ans. 45 souffraient de maladies cardio-vasculaires (thrombose coronaire et athérosclérose) et 25 étaient en bonne santé apparente. Le professeur Yudkin a noté que les hommes du premier groupe consommaient beaucoup plus de sucre que les autres.

Le sucre généralement consommé est un sucre blanc, industrialisé, raffiné chimiquement, donc de qualité biologique douteuse. Les mêmes reproches peuvent d'ailleurs être adressés aux céréales dénaturées et au pain blanc actuel.

Soins d'hygiène vitale : la prévention est assurée par l'application pure et simple des facteurs naturels de santé : chapitre II.
Le rétablissement progressif est possible, comme pour l'artériosclérose. Voir les conseils donnés pour *l'artérite*.

Coronarite

Définition : artérite des artères coronaires (vaisseaux qui entourent et « nourrissent » le cœur). Il peut en résulter la sténose de ces vaisseaux, avec accès d'angine de poitrine.

Causes et soins naturels : voir *Angine de poitrine.*

Embolie cérébrale et thrombose cérébrale

Définition : la thrombose cérébrale est la coagulation du sang à l'intérieur d'une artère cérébrale. L'embolie cérébrale est l'occlusion d'une artère cérébrale par une particule entraînée par la circulation : un caillot sanguin généralement détaché du cœur.

Conséquences : apoplexie (hémorragie cérébrale), avec éventuellement coma et paralysie (partielle ou totale).

Causes : celles de tous les troubles vasculaires (chapitre II).

Prévention : application des facteurs naturels de santé ; alimentation équilibrée, exercice physique, repos et détente, abstention d'excitants et de toxiques, y compris alcool, tabac, café... Veiller au bon état de la colonne vertébrale. Chez les femmes, refus de la pilule anticonceptionnelle.

Programme de rétablissement : jeûne de deux semaines, si possible, puis régime de végétaux crus (anticoagulants naturels). Mobilisation légère mais progressive, musculaire et respiratoire. Déblocage respiratoire. Correction des éventuelles lésions du rachis et du crâne.
Phyto-aromathérapie, hydrothérapie et détail des soins : voir *Phlébite* (thrombose veineuse).

Embolie pulmonaire

Définition : obstruction d'une artère pulmonaire ou d'une de ses branches, généralement par un caillot sanguin venant d'une veine des membres inférieurs ou du pelvis : migration d'une thrombose veineuse vers le poumon à travers le cœur.

Causes : ce sont celles de tous les troubles cardio-vasculaires, en général. Toutefois l'embolie pulmonaire survient le plus souvent chez un sujet opéré, alité ou chez une accouchée, principalement chez les personnes atteintes de varices ou d'une maladie veineuse, et surtout lors du premier lever et après une immobilisation prolongée.

Traitement médical : anticoagulants, tonicardiaques, ou même dissolution du caillot par des médicaments puissants ou extraction chirurgicale de ce caillot.

Soins d'hygiène vitale : après opération ou accouchement, les exercices respiratoires doivent intervenir précocement, de même que le lever.

Il est bien préférable de rechercher la prévention d'une telle éventualité, grâce aux soins généraux décrits au chapitre II.

Si l'embolie intervient, la prescription médicale est indispensable mais, très rapidement, un programme hygiéniste doit être mis en œuvre : jeûne court ou alimentation de désintoxication (avec légumes et fruits) ; exercices respiratoires doux ; marches prudentes mais progressives au grand air ; massage léger et ponçage de Knap chaque jour.

Endocardite

Définition : inflammation de l'endocarde, c'est-à-dire de la tunique interne du cœur.

Causes : on impute à certains rhumatismes (notamment avec streptocoques) la responsabilité principale de certaines endocardites. D'autres boucs émissaires sont par exemple l'infection bactérienne des valves cardiaques. En fait, le terrain, c'est-à-dire l'état général de santé, est en cause.

Prévention : celle de tous les troubles cardio-vasculaires ; voir le chapitre II.

Programme de soins naturels pour le rétablissement : jeûne court et alimentation de désintoxication, avec progressivement reprise d'une alimentation équilibrée, du type 60/20/20. Les germes disparaîtront spontanément au cours de la fièvre qui affectera différents groupes musculaires et articulations ainsi que le cœur. L'assistance d'un médecin naturopathe très qualifié est alors nécessaire car l'intervention par médicaments présente des risques. Le médecin doit comprendre la nature de la fièvre au niveau du cœur et être prêt à intervenir par massage cardiaque ou autre moyen doux pendant la crise. Après cette crise, le cœur est partiellement ou totalement rétabli dans sa structure et ses fonctions. Seul, le médecin peut intervenir dans ce processus, qui peut être angoissant et comporter certains risques nécessitant des soins immédiats.

Erection (troubles de l')

Une forte proportion de troubles de l'érection (chez l'homme) sont d'origine psychologique. D'autres causes sont d'origine organique directe ou indirecte. On distingue quatre grands groupes de lésions et anomalies :

1) Lésion des corps caverneux après traumatismes, séquelles de priapisme (ou de traitements du priapisme), etc.

2) Troubles neurologiques.

3) Troubles des glandes endocrines.

4) Maladies vasculaires, notamment celles qui se rapportent à l'*athérome* des gros vaisseaux ou des vaisseaux distaux.

Causes : nous ne nous occuperons ici que des maladies vasculaires. Leurs causes sont celles que nous avons passées en revue à la rubrique *Athérome*. Il est bien évident que certains faits sont à prendre en considération d'une manière toute particulière :

— Les excès ou les carences d'une alimentation peu équilibrée, qui affaiblissent les immunités naturelles.

— La sédentarité excessive.

— L'alcool, le café, le tabac, les boissons toxiques à base de coca, de kola, d'acide phosphorique, de caféine, etc.

— Certains médicaments — ou la plupart de ceux-ci !

Soins d'hygiène naturelle : ce sont, purement et simplement, ceux qui ont été préconisés pour l'*athérosclérose*. Dans le cas présent, la gymnastique sera, pour une part, pratiquée en position déclive, bassin plus haut que tronc ; le bain de siège froid sera à prendre chaque jour si possible, et d'une durée de 3 à 5 minutes. La série d'exercices spéciaux préconisée par Mc Fadden est à retenir (elle sera décrite dans un ouvrage à paraître ultérieurement).

Fragilité capillaire

Rupture des vaisseaux capillaires dont la paroi est sclérosée ou fragilisée. Nous vous reportons purement et simplement aux parties suivantes :

— Etude sur les capillaires (chapitre I).

— Soins pour les capillaires (chapitre II).

— Maladie d'Alvarez.

Hémorragie

Appeler d'urgence le médecin

Hémorragie externe :

1) Pression manuelle instantanée sur la plaie, avec mouchoir plié, par exemple.

2) Coucher le blessé, élever un peu le membre.

3) Puis pansement compressif ou coussin hémostatique d'urgence. Pas de garrot, sauf membre coupé ou arraché.

Hémorragie interne : (pâleur, sueur, extrémités froides, pas de pouls, comme état de choc). Immobilité prolongée ou première urgence chirurgicale. Transport couché. Dériver le sang vers les membres en réchauffant bien bras et jambes. Refroidir le thorax et l'abdomen grâce à un enveloppement ou un cataplasme froid.

Hémorragie nasale (Epistaxis) : *saignement fort :* tête en avant ; *faible :* tête en arrière. Faire asseoir et appuyer sur la narine qui saigne, le coude calé. Compresse froide ou argile à la nuque ; jus de citron ou d'ortie sur un coton. Au soleil, porter un chapeau ou un parasol.

Hémorragie gynécologique : supprimer la cause première, car l'hémorragie est une soupape de sûreté. Penser à un fibrome ou autre. Repos au lit ; ne prendre que des jus de fruits frais dilués. Prévention éventuelle après accouchement par compresses d'eau froide sur l'abdomen. Appeler le médecin d'urgence.

Quelques observations : en cas d'évanouissement, Shelton conseille de ne pas ranimer le patient, car la syncope tend à arrêter le saignement. La blessure doit être soigneusement nettoyée et protégée. Le repos de la partie blessée doit être assuré jusqu'à ce que les bords séparés soient à nouveau réunis. Caféine, aspirine et alcool sont absolument à éviter, les glucides à réduire.

Utiliser plutôt : jus de carotte, mûrier noir, mûre sauvage, myrtille, pourpier, ortie, chou vert ; bain de feuilles d'eucalyptus, suc de mille-feuille, suc et graines de plantain, prêle ; essence de géranium ; chlorure de magnésium ; essence de girofle ou de serpolet.

Sucer un morceau de sucre roux + 5 gouttes d'essence de citron.

Hémorragie cérébrale (apoplexie)

1. Etiologie

Les causes d'altération des vaisseaux sanguins (état pléthorique, rhumatisme, goutte, acidose ou scorbut) quand elles existent, expliquent les symptômes d'hémorragie cérébrale. Tout ce qui provoque une dégénérescence des vaisseaux est susceptible d'occasionner cette affection. Les hommes qui abusent de l'alcool y sont prédisposés. Du reste, les hommes sont plus sujets aux hémorragies cérébrales que les femmes, peut-être parce qu'ils sont plus faibles envers ce qui les stimule. Rien ici ne peut permettre de parler d'une maladie « héritée », héréditaire, mais il y a une tendance, une prédisposition à contracter cette affection. Cette dernière se développe plus facilement chez les sujets arthritiques que chez les autres tempéraments. Elle est susceptible de se déclarer en cas de rhumatisme et de fièvres de toutes sortes. L'apoplexie peut être causée par l'embolie.

Les traitements par antibiotiques peuvent expliquer certaines hémorragies. En effet, les antibiotiques déséquilibrent la flore intestinale, et ils contribuent en particulier à détruire le précieux colibacille intestinal, grâce auquel une partie de la cellulose est digérée, ce qui est à l'origine de la production, dans l'intestin, de la précieuse vitamine K, de coagulation sanguine. D'autre part, les traitements par anticoagulants conduisent fréquemment à des hémorragies internes, notamment au niveau de certains capillaires et autres petits vaisseaux, dans l'œil par exemple.

2. Symptômes

Le patient est « atteint » alors qu'il paraît être en bonne santé et qu'il se livre à un travail exigeant peut-être un effort particulier. Il peut éprouver une sensation d'engourdissement, de picotement, de douleur dans les membres, ou bien présenter des mouvements choréiques des muscles du côté opposé à celui où l'affection se fait sentir plus intensément. La crise peut se caractériser par une perte soudaine de la conscience et par un relâchement complet des extrémités. Elle peut survenir à la fin d'un repas, après une excitation ou une discussion qui a fait monter la tension artérielle. Il n'est pas rare d'apprendre qu'un conférencier est tombé sans connaissance, la face en avant, frappé d'apoplexie, bien avant d'avoir terminé son discours.

Tout ce qui peut accroître temporairement la tension artérielle est susceptible de provoquer une hémorragie cérébrale. Si la victime n'en meurt pas, elle reste généralement plus ou moins **paralysée.** Quand l'hémorragie n'est pas très abondante, le caillot sanguin peut se dissoudre et le patient retrouvera petit à petit l'usage d'une main ou d'une jambe, ou à la fois du bras et de la jambe du côté paralysé. Cette paralysie prend le plus souvent la forme d'une **hémiplégie** (la moitié du corps est affectée) qui peut se limiter aux membres inférieurs **(hémiparésie).** Dans les cas graves, la perte de connaissance est très profonde et le patient ne peut pas être ranimé ; son visage est gonflé, sa peau a une apparence cyanotique (bleu-violet), ses pupilles sont dilatées, parfois inégalement. Il peut rester dans cet état comateux pendant plusieurs heures avant de mourir. Parfois, cependant, le coma peut durer plusieurs heures ou même un jour ou deux avant que le patient reprenne connaissance. Quand la paralysie est peu grave et l'hémorragie peu abondante, les symptômes ne sont pas aussi marqués, mais on ne peut assurer que le patient n'aura pas une autre crise avant qu'il ne se soit rétabli de la première ou de la seconde attaque. Souvent, les attaques ne se suivent pas aussi rapidement ; il se passe parfois des mois avant qu'elles ne se reproduisent. L'emplacement de l'hémorragie est très variable, les symptômes le seront aussi. Le genre de paralysie qui suit l'attaque dépend entièrement de l'emplacement du caillot ; par exemple, une pression sur le centre de la parole pourra faire du malade un sourd-muet.

3. Soins d'hygiène vitale

Les soins devraient commencer des mois et des années avant que les troubles ne se manifestent. Ceux qui se suralimentent devraient comprendre ce qu'ils risquent et réformer à temps leur façon de vivre. La suralimentation cause un afflux continuel de sang au cerveau ; alors, le visage se congestionne, les veines frontales et temporales sont gonflées et d'autres signes peuvent apparaître : tintement de cloches dans les oreilles, étourdissements, etc. Il suffit à l'intéressé de se regarder dans une glace ; il constatera aisément qu'il est trop gros, trop « fort », pléthorique, que son visage est continuellement congestionné. Ceux qui utilisent trop facilement les stimulants préparent la dégénérescence de leurs vaisseaux sanguins, avec les risques que comporte cet état. L'apoplexie ne concerne pas seulement le cerveau ; elle peut se produire ailleurs, par exemple dans les reins ou au niveau de quelque autre organe vital. Il s'agit alors de la rupture d'un vaisseau sanguin excessivement dilaté et sclérosé, durci. Les soins doivent donc, dans toute la mesure du possible, être préventifs.

Cependant, lorsque la « maladie » s'est déclarée, le patient doit être nourri très légèrement, afin que la quantité de son sang se réduise. Son pouls doit devenir moins dur et moins rapide, et il doit consentir à vivre avec une tension artérielle basse et un pouls lent.

Son alimentation consistera principalement en fruits et en crudités. Il prendra très peu de viande (une ou deux fois par semaine au maximum), mais pas de pain ni d'autres aliments farineux tant que son poids ne sera pas réduit à un point tel qu'aucun danger n'existe plus. Alors, deux ou trois fois par semaine, il pourra avoir un petit toast ou une pomme de terre cuite au four. Le sucre, sous toutes ses formes, est déconseillé. Il est évident qu'un jeûne entrepris dès le début des troubles permettrait d'obtenir des résultats plus rapides encore. Ce jeûne serait suivi d'une longue période d'alimentation de désintoxication.

(D'après le docteur J.-H. Tilden.)

4. Note annexe

Médicalement, on considère que les symptômes les plus importants sont l'irrégularité du pouls, l'hypertension artérielle et l'athérosclérose. Cependant, plutôt que de rechercher et rectifier les causes, la médecine classique vise à supprimer les symptômes eux-mêmes ; les troubles du rythme cardiaque sont traités par des médicaments censés le régulariser ; de même, d'autres médicaments seront chargés de régulariser la tension artérielle ; quant à l'athérosclérose, on compte sur les anticoagulants pour fluidifier le sang et éliminer l'excès de cholestérol déposé à l'intérieur des vaisseaux. Mais ces moyens sont éminemment critiquables car les médicaments qui interviennent sur le rythme cardiaque (ou sur la composition du sang) ont des effets secondaires parfois dramatiques : troubles nerveux, altération de la formule sanguine, troubles rénaux, etc.

En ce qui concerne la rééducation, nous avons vu, selon la conception hygiéniste présentée par Tilden, qu'il y a lieu de faire jeûner et d'obtenir d'abord un repos pendant plusieurs semaines. Cependant, certains médecins sont actuellement d'avis de commencer la rééducation avant même que le patient ait repris connaissance. « *Les mouvements passifs ne peuvent pas être défavorables et sont capables de prévenir la perte de la fonction, tout en améliorant la circulation »,* écrit le docteur Howard Rusk, directeur de l'Institut de médecine physique et de rééducation de New York. En effet, toute partie du cerveau privée de sang pendant cinq minutes meurt, et la fonction qu'elle assure disparaît, qu'il s'agisse de la motricité d'un membre, d'une zone de la mémoire, du langage, de la vision ou de n'importe laquelle des centaines de facultés du cerveau. L'interruption totale de l'afflux sanguin au cerveau pendant plus de quelques minutes peut entraîner la mort.

C'est pourquoi nous conseillons d'appliquer des compresses d'eau froide sur la tête et la nuque. Dès que possible, faire des enveloppements et des massages de l'épine dorsale. On ne négligera pas les exercices respiratoires et les bains de soleil, même si le malade est encore allongé. Quand il y a hémiplégie, celle-ci doit être traitée par des méthodes physiothérapiques et les massages. La rééducation thoraco-pneumo-cardiaque et le *Respirator* de Plent sont alors particulièrement précieux. Ostéopathie et chiropratique doivent également intervenir.

Voir aussi *Maladie d'Alvarez* et, au chapitre II, la partie *Soins pour les capillaires.*

Hémorroïdes

Définition : tumeur variqueuse formée par la dilatation d'une veine de l'anus et du rectum. Il s'agit en somme de varices de la région de l'anus, fréquentes et en général bénignes. Elles sont dites *externes* ou *internes* selon qu'elles se développent au-dessous ou au-dessus du sphincter anal.

Symptômes : au moment des selles : douleur, saignement, sortie des hémorroïdes.

Traitement médical : suppositoires, injections sclérosantes, parfois intervention chirurgicale locale.

Causes : les hémorroïdes peuvent être révélatrices d'une affection digestive - hépatique. Toutefois, les causes de base doivent être recherchées.

Il peut y avoir une fragilité vasculaire congénitale. Le plus souvent, il s'agit d'un syndrome révélant un état défectueux des organes digestifs et vasculaires ayant pour origine, entre autres :

— une alimentation incorrecte, trop riche en farineux et sucres, en protides, en graisses animales, en graisses cuites, etc. ;

— une sédentarité excessive, une position assise trop prolongée (au bureau dans des fauteuils mal conçus, à cheval, sur un siège de tracteur...) ;

— des efforts physiques trop violents ou prolongés (marche, lever de poids, etc.) ;

— les effets de certaines toxicomanies par médicaments, drogues, café, tabac, alcool, etc. ;

— les effets de la pilule anticonceptionnelle...

1. Programme d'hygiène naturelle

La rectification des causes s'impose d'emblée :

— En premier lieu, **alimentation extrêmement légère,** avec quelques jours de jeûne puis d'alimentation crue, et reprise très progressive jusqu'au régime du type 60/20/20 avec ration très légère.

— **Compléments alimentaires naturels :** blé germé, huile de germe de blé ; chaque jour, 2 cuillerées à soupe de pépins de courges, à mastiquer.

— Si la pilule anticonceptionnelle est en cause, la supprimer.

— Ne pas sous-estimer l'intérêt du **chlorure de magnésium** (à petites doses journalières d'un ou deux grammes dans le jus de fruit, le matin à jeun), ainsi que des **vitamines B, C et E** (insister sur les aliments d'origine végétale ou les sous-produits animaux qui en sont riches).

— **Bain de siège froid** chaque jour (les pieds et le reste du corps doivent être bien chauds) ; y ajouter une décoction de cerfeuil, de pissenlit, de prêle ou de chêne.

Certains — surtout les frileux — préfèrent les **bains de vapeur :** au-dessus d'un bidet rempli de 2 litres d'eau bouillante et d'une demi-livre d'alun, maintenir l'anus le plus largement possible ouvert pendant 30 minutes. Rajouter sans cesse de l'eau bouillante, pour maintenir la formation de vapeur. Ensuite, enduire l'anus de beurre salé, de vaseline ou, mieux, de Cold-cream du professeur Lautié.

— **Exercices sur une planche inclinée,** thorax plus bas que jambes, à exécuter en dehors des périodes de digestion. Ces exercices ont été décrits dans l'ouvrage *Troubles digestifs,* par André Passebecq.

— Afin d'améliorer le système cardio-respiratoire, pratiquer le *Respirator* en position couchée sur le dos ou à quatre pattes (sur les coudes et les genoux).

— Si les hémorroïdes sont très douloureuses, appliquer plusieurs fois par jour la formule du Cold-cream du professeur Lautié, ou encore de la graisse végétale dans laquelle on a cuit des sommités de lavande.

Les saignements et écoulements hémorroïdaires sont fréquemment une porte ouverte, un exutoire, une voie d'élimination pour des substances toxiques ou indésirables et pour une présence excessive de sang et de lymphe dans la région anale. La cicatrisation interviendra rapidement avec l'application des soins naturels.

2. Phytothérapie

Compresses froides d'arnica ou de décoction de feuilles de myrtille.

Cataplasmes de citrouille tiède, à achever par un lavage à la décoction de camomille.

Infusions (à prendre avec modération : 1 ou 2 chaque jour) de bourse à pasteur (30 g/l) + cyprès (20 g/l) + millefeuille (30 g/l) + prêle (20 g/l) + vigne vierge (30 g/l) + sureau (20 g/l).

Huile de cade : 10 gouttes par jour, 3 semaines par mois.

Enduire l'index de miel de romarin ou de Cold-cream du professeur Lautié et faire un massage profond du canal anal, matin et soir. Généralement, les hémorroïdes disparaissent en moins de vingt-quatre heures.

Infusions de vigne rouge, de séneçon, d'hamamélis, de feuilles de cassis, de cyprès, de cèdre, de coriandre, de cannelle, de mélilot, de petit houx.

Le jus de sorbier (plus de *3 verres* par jour) peut être utile. Mélanger en infusion à prendre à volonté et en permanence.

En cas de brûlures permanentes, intolérables, de l'anus, enduire le bord de l'anus de Cold-cream du professeur Lautié et y introduire un bâtonnet rond et long, taillé dans le cœur d'une pomme de terre fraîche, que l'on maintiendra en place. La douleur se réduit généralement très vite.

Voir aussi la formule du Vascarome (étude sur les *Varices*).

Aromathérapie : 3 gouttes d'essence d'ail ou de cyprès, en alternant, 3 fois par jour (essence à prendre sur un sucre roux ou diluée dans un peu de miel).

Hypertension artérielle (H.T.A.)

1. Définition

C'est l'augmentation de la pression sanguine dans le réseau artériel de la grande circulation, ou circulation systémique (appelée ainsi pour l'opposer à la petite circulation ou circulation pulmonaire ; on parlera, en ce qui la concerne, d'hypertension artérielle pulmonaire ou H.T.A.P.).

La pression sanguine est déterminée à l'aide d'un instrument appelé sphygmo-manomètre, qui mesure la quantité de force nécessaire pour égaliser la pression dans une artère des membres. On choisit généralement l'artère brachiale du poignet gauche. Pour cela, on gonfle doucement la poire jusqu'à ce que l'on n'entende plus le pouls. Ensuite, on diminue lentement la pression en ouvrant le robinet à air jusqu'à ce que le premier son devienne audible. A ce moment, on entend la pression systolique, qui donne la pression pendant la systole du cœur. Si l'on ouvre à nouveau la valve et que l'on attende le moment où tous les sons disparaissent, il arrive un moment où ils deviendront inaudibles. Il faut alors faire la lecture du cadran ; on obtient la pression diastolique.

La pression sanguine dépend de divers facteurs : la puissance et la résistance cardiaques, l'élasticité des parois des vaisseaux sanguins, la quantité de sang et sa viscosité. La pression systolique représente la force cardiaque nécessaire pour chasser le sang tout au long des artères, tandis que la pression diastolique représente la tension que les parois artérielles exercent sur le sang.

En fait, dans le cours de la vie, il n'y a pas qu'une seule mais plusieurs pressions sanguines, et la plus élevée (encore appelée *pression de pointe*) est décelée dans le ventricule gauche du cœur, où le sang commence son circuit autour du corps et d'où il est chassé dans une artère déjà pleine de sang. A partir de ce point, la pression décroît constamment, à moins que le sang, sur son trajet de retour vers le cœur, ne présente ce que les ingénieurs appellent une *pression négative*. Le sang est poussé en avant par des forces physiques et, à divers endroits du circuit, interviennent des différences mécaniques de pression.

C'est la pression à un point et l'aspiration à un autre qui provoquent l'écoulement du sang dans le circuit ; c'est pourquoi la pression sanguine est une nécessité physiologique et non pas un fait pathologique.

Chez les individus parfaitement sains, les circonstances exigent souvent une élévation de la pression sanguine pendant de courtes durées. Durant toute la vie normale de l'individu, de nombreuses situations exigent des changements temporaires. **Dans ces cas, la pression sanguine peut largement varier sans pour autant indiquer quoi que ce soit d'anormal.** N'importe quelle activité physique soudaine, n'importe quel stress, comme la colère ou la peur, ou toute autre circonstance nécessitant la mise en jeu du mécanisme défensif du corps, provoquera une augmentation de la pression sanguine, dans le cadre des mesures prises par le corps pour réagir vigoureusement. Pour cette raison, des changements rapides de la pression sanguine dans ces conditions — pourvu qu'un retour rapide à l'état normal soit assuré dès que l'incident critique a disparu — devraient être considérés comme l'**indication d'une santé robuste** plutôt que comme une anomalie. Par contre, certains risques **peuvent** apparaître si la pression sanguine demeure élevée, alors même que la nécessité d'une forte pression a disparu.

On ne peut fixer une limite précise et permanente entre la tension artérielle normale et l'hypertension artérielle. Généralement, dans les milieux informés, on parle d'hypertension artérielle quand la tension artérielle maximale ou systolique (du cœur en contraction) est supérieure à l'âge +100 (exprimée en millimètres de mercure) et surtout quand la tension artérielle minimale ou diastolique (du cœur en relaxation) est supérieure à 90 millimètres de mercure. Mais **ces chiffres ne peuvent être généralisés et ils semblent être considérés comme excessifs à l'heure actuelle.**

Il est utile de savoir que la pression sanguine est plus élevée de 4 mm debout qu'assis, et plus basse de 4 mm en position couchée qu'en position assise. Les femmes ont une pression plus basse de 8 à 10 mm par rapport aux hommes du même âge.

2. Symptômes

Des symptômes, variables dans de nombreux cas, peuvent être le signe d'une tension artérielle trop élevée : céphalées, battements dans la tête, troubles sensoriels légers, bourdonnements d'oreilles, saignements de nez, crampes aux extrémités, palpitations, fatigue, irritabilité, essoufflement à l'effort, vertiges, étourdissements, troubles respiratoires et digestifs. Mais ils ne peuvent, à eux seuls, constituer une preuve décisive d'hypertension artérielle. Cette preuve ne sera obtenue que par la mesure, à plusieurs reprises, de la tension artérielle.

Des complications peuvent leur succéder : ce sont surtout les accidents nerveux d'origine vasculaire (hémorragie cérébrale, thrombose cérébrale), les troubles cardiaques (insuffisance ventriculaire gauche) et les troubles rénaux.

Une forme grave d'hypertension artérielle est celle qui frappe brusquement un adulte jeune. Elle conduit à la mort par atteinte rénale (néphro-angiosclérose maligne).

3. Facteurs essentiels

L'hypertension n'est pas une maladie ; c'est l'indication d'une anomalie intra-organique probable, et elle est souvent associée à un durcissement des artères (artériosclérose ou athérosclérose).

Elle peut être aussi le fait de la néphrite chronique interstitielle (maladie rénale), de la tension nerveuse, de l'urémie (excès d'urée dans le sang), de l'éclampsie (sorte de convulsion survenant au troisième trimestre de la grossesse), et d'autres états toxémiques. Si elle est très élevée, on peut craindre une attaque d'apoplexie (« attaque » due à une hémorragie cérébrale).

La détérioration des tissus artériels provient d'une accumulation progressive de déchets toxiques, d'erreurs alimentaires et hygiéniques, et de déficiences affectant la structure des parois artérielles, de même d'ailleurs que celle de nombreuses autres parties du corps.

Comme pour tous les troubles et désordres, l'hygiène naturelle reconnaît l'unité de la maladie, c'est-à-dire qu'il n'y a qu'une seule maladie réelle, un état toxique, impur, du sang et de l'organisme, et un traitement réel : **l'élimination de la toxémie.** Il y a lieu de rechercher, parmi de nombreuses influences pathogènes, les causes réelles des troubles, causes qu'il y aura lieu de déterminer et de rectifier. Suivant l'expérience, les deux facteurs principaux sont d'ordre diététique et psychologique, bien que l'intégrité structurelle du corps soit également impliquée en partie.

Il est incontestable que l'anxiété, la tension, l'envie, les soucis, la peur, la colère et d'autres émotions « destructives » de ce genre jouent un très grand rôle dans la vie de l'hypertendu. Néanmoins, dans la plupart des cas, c'est le facteur diététique qui est le plus important ; très souvent, les symptômes psychologiques se résorbent au fur et à mesure que la désintoxication s'effectue par les méthodes indiquées plus loin.

Beaucoup d'hypertensions artérielles humaines et expérimentales peuvent être réduites ou guéries par une restriction du sel alimentaire.

Cependant, un autre facteur vient s'ajouter : celui d'une prédisposition innée, dont on a pu mettre en évidence qu'elle est transmise génétiquement.

Grâce à des mécanismes complexes d'échanges réglés par la membrane qui les entoure, toutes les cellules d'un organisme vivant maintiennent leur concentration interne en sels minéraux à un niveau précis d'équilibre qui n'est pas le même que celui du milieu dans lequel elles baignent.

Ainsi, le sodium est 15 fois plus faible à l'intérieur des cellules que dans le liquide où elles vivent ; dans le même temps et inversement, il y a de 20 à 30 fois plus de potassium dans la cellule que dans le liquide extra-cellulaire, et cela grâce à une régulation constante des flux minéraux entrant et sortant au travers de la membrane. Les tests mis au point ont confirmé entièrement l'hypothèse que les cellules des patients hypertendus présentent une anomalie des membranes conduisant à une excessive concentration du sodium au sein même de la cellule. L'abaissement du rapport entre le flux entrant du sodium et le flux sortant du potassium est spécifique de l'hypertension essentielle et, mieux encore, on le retrouve chez nombre de jeunes personnes présentant une pression normale, dont les parents souffrent d'hypertension essentielle. Autrement dit, plus le sodium s'accumule au sein des cellules, et plus la tension est élevée.

De plus, un accroissement aussi important de la concentration en sodium des cellules musculaires et nerveuses joue plus que vraisemblablement un rôle majeur dans la genèse de l'hypertension, car il a pour effet d'augmenter la contractibilité et la réactivité des cellules musculaires (et donc les contractions artérielles) et d'activer certains neurones du système nerveux sympathique, producteurs de catécholamines qui, à leur tour, provoquent une constriction des artérioles.

Un dépistage très précoce de ces troubles devient possible, autorisant une prévention réelle et efficace de l'hypertension par une restriction sélective du sel chez les jeunes sujets présentant cette anomalie, et chez ceux-là seulement.

La diminution de la ration sodée suffit, à elle seule, pour réduire la pression artérielle. Le rôle du sodium dans la genèse de l'hypertension est démontré.

La ration moyenne de sel ingérée par nos contemporains est très supérieure aux besoins réels de l'organisme. **La seule réduction de la ration sodée à un chiffre « raisonnable » suffit à entraîner une baisse de la tension d'environ 10 mm pour la systolique et 5 mm pour la diastolique.**

Il y a donc lieu de réduire non seulement l'apport individuel de sel mais encore l'ingestion d'aliments qui en contiennent par leur préparation industrielle : fromages salés, charcuteries, boissons alcalines, conserves, pain, beurre, etc.

Nous conseillons de supprimer totalement le sel raffiné et de ne garder, en faible quantité, que le sel marin complet, concentré d'eau de mer riche en oligo-éléments précieux.

L'hypertension est une des maladies du monde « civilisé ». Mais aussi, de plus en plus, c'est une maladie du tensiomètre, causée par l'obsession à laquelle conduisent certaines publicités pour des appareils à utiliser chez soi. Une tension élevée n'est pas nécessairement l'indice d'une maladie devant entraîner une fin précoce. La crainte morbide de l'hypertension peut faire plus de mal que la tension elle-même. Devant cette psychose de l'hypertension, engendrée par une certaine forme d'exploitation médicale, voici quelques déclarations du docteur Merloo :

« J'ai examiné des patients qui présentaient une hypertension élevée. Certains d'entre eux avaient déjà abouti dans un état alarmant à l'unité des soins coronariens, du fait de leurs plaintes angineuses et de l'état de collapsus qu'ils disaient éprouver. Puis, **après un ou deux jours, la pression sanguine devenait tout à fait normale :** *on ne pouvait trouver aucun symptôme cardiaque encore que le patient ait pu accroître son hypocondrie. L'augmentation de la pression diastolique et systolique due à l'émotivité est bien connue en littérature médicale, et ceux qui constatent une brusque élévation de la pression sanguine courent le risque de faire un faux diagnostic s'ils ne reprennent pas la tension régulièrement après que le patient ait recouvré son calme. L'anxiété aiguë provoque toujours des valeurs trop fortes. »*

« Expérimentalement, on sait que se trouver dans la foule pressante donne le même effet. »

« Parmi les patients qui sont arrivés jusqu'à moi, après être passés par le cardiologue, plusieurs prenaient eux-mêmes leur tension. **Tous, dans leur attente anxieuse, mettaient en jeu un réflexe faisant démesurément monter le mercure dans leur appareil. »**

« Il existe des collègues qui conseillent à leurs patients les plus évolués de prendre régulièrement leur tension, sans réaliser quels dégâts ils provoquent par ce rituel hypocondriaque. *En outre, de nombreux praticiens font un usage beaucoup trop grand du tensiomètre sans être conscients de ce que la magie des mots : « Votre pression sanguine est un peu trop forte » continue de tournoyer dans l'esprit du patient, qui, pour quelque motif intime, recherche un syndrome mesurable exact pour satisfaire ses besoins hypocondriaques et masochistes. »*

« Dans notre hôpital gériatrique *surtout, on nous adresse de nombreux patients avec le diagnostic d'hypertension, qui utilisent une quantité de médicaments pour faire baisser leur pression sanguine. Ils se plaignent de vertiges et de somnolence, ont des épisodes de collapsus et semblent parfois présenter un début de démence.* ***Lorsque l'on supprime les médicaments et qu'on les fait se reposer un jour ou deux, les symptômes disparaissent. »***

« La pression sanguine élevée n'est pas une maladie, ce n'est qu'un

symptôme. C'est, spécialement chez les vieillards, une adaptation interne répondant à des circonstances très diverses qui doivent être investiguées. Un octogénaire dont la tension artérielle est de 180/100 est normal, et son état ne nécessite pas de médicaments. Lorsqu'on essaie d'abaisser sa pression par des médicaments, il commence à souffrir. »

« Je proteste donc contre la simplicité de l'utilisation de la magie du tensiomètre. Le praticien est un peu la victime d'un lavage de cerveau qui l'amène à agir ainsi du fait du flot de propagande concernant les hypotenseurs. »

« Après la dernière guerre, j'avais établi des rapports sur des patients victimes de camps d'extermination qui, après leurs horribles expériences passées, s'attendaient à être de nouveau rejetés et maltraités. Le diagnostic d'hypertension essentielle avait déjà été posé par leur médecin généraliste et, à l'aide de mon propre appareil de mesure, je trouvais les mêmes valeurs élevées. Cependant, ***après que je les avais fait s'allonger sur le lit d'examen pendant au moins une demi-heure et que je les avais laissé raconter toutes leurs misères, leur pression systolique qui, au début, dépassait largement les 200 mm de mercure, retombait dans les limites de la normale. »***

La phobie de l'hypertension est nocive. Elle peut être à l'origine d'une **tension nerveuse par anxiété.** Elle peut orienter vers des traitements inadéquats. Elle risque justement, à cause de ces traitements, de faire passer à côté de la rectification de la ou des causes de base.

4. Aspects psychosomatiques de l'hypertension

L'hypertension essentielle est un des plus importants troubles cardio-vasculaires. Dans les pays civilisés, près d'un individu sur deux, parmi ceux qui meurent après 50 ans, est victime d'une affectation rénale cardio-vasculaire, et certaines données permettent d'établir que 50 % de ces décès sont dus, probablement, à l'hypertension.

L'hypertension naît, quelle qu'en soit la cause première, d'un spasme vasculaire du système artériel, qui déclenche une sclérose vasculaire diffuse hyperplastique. Cette sclérose est responsable des déficiences qui surgissent dans des organes vitaux comme le cœur, le cerveau et les reins.

L'hypertension semble être une affection typique de la civilisation occidentale. On insiste généralement sur le rôle joué par l'élément émotionnel dans l'index individuel de la pression sanguine, et sur l'importance qu'il faut accorder au repos, au réconfort et à l'encouragement, en vue de la réduction des symptômes et de l'abaissement de la pression sanguine.

L'analyse personnelle du malade hypertendu révèle souvent l'existence d'un conflit profond, étroitement lié à son état d'anxiété. Les symptômes de l'hypertension ont été répartis par Ayman en trois groupes : psychonévrotiques, spasmodiques, organiques.

Les maux de tête et les divers malaises qui les accompagnent (vertiges et constipation, douleurs précordiales, dyspnée, fatigue) ne peuvent souvent pas être rapportés à l'hypertension. Ils sont en effet disproportionnés avec l'importance de celle-ci. En examinant les patients au point de vue psychosomatique, on découvre généralement qu'ils souffrent de conflits graves de la personnalité, de l'impossibilité de les extérioriser, et que leur système circulatoire est utilisé pour donner une expression à des troubles qui n'ont pu s'exprimer par la parole ou l'action. Si le facteur psychologique n'est pas seul en cause dans le tableau clinique de l'hypertension, il est certainement important et l'on peut, en le réduisant, procurer un soulagement au patient, même avant d'avoir obtenu une diminution du niveau de la pression sanguine (Weiss et English).

Etait-il besoin de torturer des chiens pour s'assurer que l'alcool est nocif aussi bien au cœur qu'aux vaisseaux ? La nocivité de l'alcool est connue depuis longtemps. Un poison ne peut pas être favorable à la santé. Il est regrettable que même le corps médical puisse ajouter foi à des informations erronées, répandues dans le public afin de favoriser la vente de l'alcool.

5. La pilule et la tension

En 1966, une femme âgée de 33 ans fut présentée au docteur John H. Laragh, professeur de médecine clinique et directeur du Centre d'hypertension, le Columbian Presbyterian Medical Center (New York City), pour un examen. Sa pression sanguine était de 250/150. Une artériographie rénale et divers autres tests furent pratiqués. Au moment de sa sortie, la femme lui dit : « *Docteur Laragh, je prends la pilule depuis 5 ans. Pensez-vous que cela fasse quelque chose ?* » Il répondit : « *Je ne sais pas si cela a une influence, mais pourquoi n'arrêteriez-vous pas, pour voir ce qui se passe ?* »

Avec réticence, elle supprima la pilule. Deux mois plus tard, sa pression sanguine était descendue à 120/80. Elle ne voulut pas croire que la pilule était en cause et elle la reprit. Le médecin la laissa faire et au bout de deux mois, elle avait à nouveau une pression sanguine de 250. Cette fois-ci, elle fut convaincue, le médecin aussi, qui reçut confirmation de ces faits lors de l'observation d'autres cas semblables.

6. Traitement médical

Les thérapeutiques allopathiques appliquées à l'hypertension constituent des remèdes purement palliatifs d'une situation dont l'origine réelle reste mal comprise. Le régime sans sel, les diurétiques visant à accroître son élimination et les substances capables de diminuer la contractibilité des vaisseaux et par conséquent la résistance au flux sanguin (hypotenseurs) constituent l'essentiel de ces thérapeutiques, qui ne sont pas toutes dénuées d'effets secondaires fâcheux.

Traiter cette tension sanguine élevée en tant que telle, **sans en rectifier les causes, est dangereux** car c'est le signal qui avertit que la personne se porte mal. Pour cette raison, il est souvent contre-indiqué de prescrire des médicaments destinés à faire baisser la tension.

7. Soins d'hygiène vitale

Une remise en ordre authentique exige d'abord un changement complet d'habitudes de vie. Il est très souhaitable de s'en remettre à un programme de soins naturels à suivre chez soi.

Les hygiénistes ont toujours remarqué qu'en cas d'hypertension persistante, il est bon, pendant longtemps, d'éviter les protides d'origine animale, de même que le sel et l'excès d'aliments énergétiques (sucres, amylacés).

Le programme commence par un **jeûne** d'une ou deux semaines, si la personne peut le supporter. Ce jeûne est suivi d'un régime cru, pendant une autre semaine, et l'on passe ensuite au régime strictement naturel et équilibré, du type 60/20/20.

Si le patient ne peut supporter une telle restriction alimentaire, une bonne méthode consiste à commencer par trois jours de **régime fruitarien** (raisin, pommes et poires, abricots, pêches, etc., consommés crus et mûrs). Durant ces quelques jours, il est préférable de ne rien boire du tout, et se contenter d'un rinçage de bouche avec de l'eau froide, en avalant de petites gorgées d'eau, en cas de soif intense. On obtient généralement ainsi des résultats très rapides et une réduction de certains symptômes aigus. Si ceux-ci persistent, il est utile de poursuivre le régime de restriction, en ajoutant un peu de lait caillé à deux des repas de fruits, et une large ration de crudités au troisième repas. On peut y ajouter un peu de fromage blanc avec la salade, et quelques fruits frais, surtout des raisins. Chaque jour, 2 ou 3 noisettes ou noix du Brésil.

On conseille la consommation régulière d'**ail, oignon** et **échalote.**

Les céréales seront réduites au minimum. On les supprimera pendant les premiers jours ; elles seront prises avec la plus grande modération ensuite. Une soupe de légumes peu épaisse peut être consommée entre les repas, mais le **thé,** le **café,** le **cacao,** l'**alcool** sous toutes ses formes **doivent être prohibés.** Il est bien entendu indispensable de **s'abstenir de fumer.**

Les aliments contenant du sucre blanc et du sel blanc, de la farine blanche, sous toutes leurs formes, doivent être prohibés. Certains aliments, tels que le germe de blé et le blé germé ou la réglisse, augmentent la tension. Il est préférable de ne pas boire au cours du repas, mais plutôt une heure auparavant.

Le repos et le sommeil doivent être suffisants. Autres facteurs à mettre en œuvre : la friction sèche quotidienne pour stimuler la peau, la marche, l'exercice physique progressif, la respiration profonde et la relaxation psychosomatique. La rééducation cardio-respiratoire s'impose, avec pour compléments l'utilisation du *Respirator* de Plent et les exercices oxygénants.

La dérivation de l'énergie psychique vers des buts constructifs est d'une grande valeur dans toutes les formes de troubles, mais elle est particulièrement efficace dans les cas d'hypertension d'origine nerveuse.

L'hygiène naturelle n'est pas favorable aux drogues et médicaments. Cependant, en cas d'accoutumance pendant une longue période, il est bon de faire appel à une opinion professionnelle pour savoir s'il est sage d'interrompre brutalement un traitement aux hypotenseurs, ou s'il vaut mieux opérer une réduction progressive. De toute manière, dans les cas graves, la surveillance médicale s'impose.

Il y a lieu de garder à l'esprit que les soins hygiénistes ne visent pas électivement à réduire la tension ; d'une manière bien plus large, ils orientent vers un meilleur état de santé général ; les immunités naturelles sont progressivement restaurées. L'organisme se libère de sa toxémie. Cette désintoxication s'effectue généralement en plusieurs étapes et affecte la forme de « maladies » que le patient avait connues dans le passé et qui ont été supprimées par des interventions palliatives et antibiologiques. Ces crises de désintoxication sont marquées par des phénomènes tels que la fièvre, les vomissements, la diarrhée, etc., signes d'efforts salutaires d'élimination qui ne doivent pas être réprimés par des médicaments. Si de telles réactions se produisent, il est important de jeûner quelques jours ou de réduire considérablement l'alimentation, en adoptant si possible le régime cru pendant plusieurs jours. Si la fièvre survient, le repos au lit est indispensable et il y a lieu de procéder comme dans toute maladie aiguë.

8. Compléments alimentaires naturels

L'un d'entre eux est particulièrement important : le **magnésium,** qui exerce un rôle fondamental dans l'hypertension artérielle. Sa concentration normale par litre, dans le sang, de 0,024 g, passe à 0,032 et plus dans l'hypertension artérielle. Le professeur Lautié attribue cet effet à une tentative de l'organisme pour détruire les lipides en excès par déshydratation des acides gras au moyen du catalyseur cathion magnésien. Ce besoin en magnésium doit être satisfait, selon le professeur Lautié, par une solution organo-minérale atoxique et très assimilable : 50 cc d'une solution de chlorure de magnésium anhydre à 15,44 g par litre, chaque jour.

Phytothérapie : à cette solution magnésienne, une tisane appropriée dont la ou les plantes qui la composent possèdent certaines propriétés hypotensives : tisane d'aubépine, d'aubier de tilleul, de romarin, de centaurée, de gui, de fraisier et d'olivier. Le professeur Lautié propose les applications suivantes (les tisanes sont dosées à 50 cc et toujours associées à la solution magnésienne) :

— Au lever, alternativement : tisane de centaurée, tisane de racine de fraisier, tisane de romarin.

— Au coucher, alternativement : tisane de racine de fraisier, tisane d'aubépine, tisane d'aubier de tilleul.

— Un mélange très actif : aubépine et olivier. L'association ainsi réalisée, avec la solution magnésienne, doit être bue tiède, au lever et au coucher. Eventuellement, y ajouter 1 goutte d'essence de lavande.

Aromathérapie : boire, dans un demi-verre d'eau tiède ou dans la solution magnésienne indiquée précédemment, deux fois par jour, hors des repas, 3 gouttes d'essence d'ail ou de citron.

Médecine physique : certains points de shiatsu ou de Knap peuvent être travaillés (voir figures ci-contre). On ne négligera jamais la recherche et la correction de lésions, subluxations ou autres anomalies de la colonne vertébrale et du crâne.

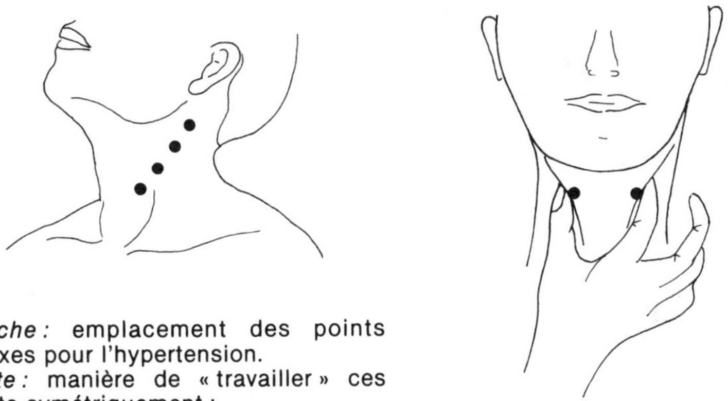

Gauche : emplacement des points réflexes pour l'hypertension.
Droite : manière de « travailler » ces points symétriquement :
avec le bout des doigts, pouce et index (ou pouce et majeur), exercer une pression légère mais progressive sur ces zones jusqu'à l'apparition d'une légère douleur. Garder alors la pression durant 20 secondes par couple de points. Opérer de haut en bas.

Auriculothérapie : certains points réflexes de l'oreille peuvent être choisis pour des applications d'aiguilles, notamment un point situé à l'anthélix.

Notons encore que l'hypertension grave constitue une contre-indication formelle aux bains de soleil. Elle ne l'est cependant pas aux bains d'air, qui sont particulièrement conseillés aux hypertendus.

Faut-il être « tensiophobe » ? Le docteur Toulet a écrit, dans son ouvrage *Les Anes de Batsurguères* (épuisé) : « *Le seul symptôme dont je rends l'hypertension vraiment responsable est le désordre moral, l'obsession pénible dont elle est le prétexte... la phobie de la tension et de son chiffre.* »

« Depuis une vingtaine d'années, je n'ai jamais tenu compte d'une valeur plus ou moins élevée de la tension artérielle ; et jamais ma conscience n'a eu à s'en plaindre. »

« Un médecin a fait la tournée dans plusieurs hospices de vieillards, puisqu'on accusait de cette maladie les vieillards de préférence. Il prenait toutes les tensions et a fini par constater que les plus horrifiantes se rencontraient chez les quasi-centenaires. N'est-il donc pas permis de penser que l'hypertension soit un moyen adopté par la nature pour prolonger la vie des vieillards ? Elle mesure seulement l'excellence de leur cœur qui continue à faire face à la résistance croissante des vaisseaux. »

Ces considérations du docteur Toulet ne doivent cependant pas empêcher l'hypertendu de prendre les mesures d'hygiène et de diététique qui s'imposent et que nous avons rappelées plus haut.

Hypotension

Définition : insuffisance de tension (oculaire, artérielle, etc.).

Symptômes : diminution de la tension artérielle, tendance aux syncopes, à la cyanose, au refroidissement des extrémités, à la fatigabilité, aux ptôses viscérales et à la constipation. Ce syndrome est voisin de l'hyposphyxie (insuffisance d'oxygène dans le sang).

Causes : affaiblissement dû à une nutrition insuffisante, carencée en facteurs essentiels (protides de première et deuxième catégories), certaines vitamines et minéraux. Egalement, effets de certains médicaments. Des altérations organiques peuvent être également en cause au niveau de certains organes.

Soins d'hygiène naturelle : alimentation suffisamment riche en protides, en vitamines et minéraux. Il est bon de compléter cette ration, du type 60/20/20, par du germe de blé (une cuillerée à café ou à soupe chaque jour) et du blé germé (une cuillerée à soupe le matin). Exercice physique au grand air alternant avec un repos suffisant.

Il sera utile de procéder à un ponçage des points de Knap chaque jour pendant 1 ou 2 semaines, puis 2 fois par semaine. L'ostéopathie, la crâniothérapie, la chiropratique et la médecine physique peuvent apporter une aide précieuse, notamment le déblocage thoracique régulier par la méthode Plent-Martin de Beauce, la marche et les exercices oxygénants.

Phytothérapie : infusions de feuilles de bouleau, de centaurée, de baies de genièvre (5 baies broyées par tasse), de germandrée, de cônes de houblon, de lavande (20 g/l), de romarin, de thym, de véronique, de vigne rouge (50 g feuilles/l).

Les végétaux suivants sont très recommandés (frais ou en jus) : argousier, betterave rouge, cassis, cerfeuil, chou, coing, cynorrhodon, datte, myrtille, noisette, noix du Brésil, oignon, raisin, sésame.

Aromathérapie : essence de citron, ou de sauge, 4 ou 5 gouttes sur un sucre roux ou incorporées à un peu de miel, 3 ou 4 fois par jour. Les essences peuvent être aussi ajoutées, chaque fois, à une tasse de tisane légère de feuilles d'olivier (20 g/l).

Infarctus du myocarde

L'infarctus du myocarde a été appelé la « hantise des surmenés ». Cette affection jouit d'une réputation sinistre, sans doute parce qu'elle est responsable de nombreuses morts subites, qu'elle affecte des sujets (hommes le plus souvent) en pleine activité et les condamne au repos pour longtemps.

Le premier infarctus ne tue pas toujours mais la mortalité est plus grande au deuxième et au troisième. Des statistiques récentes tendraient à montrer que la survie moyenne après infarctus n'est que de 5 ans. Nous allons voir que cette survie peut être infiniment plus longue grâce aux soins hygiénistes.

1. Les signes précurseurs

Souvent, le sujet n'a pas pris garde à de légers signes prémonitoires. Il s'agit d'un homme très affairé, qui a d'autres soucis que celui de sa santé. Fréquemment, il est nerveux, surexcité, ses affaires l'occupent le jour et une partie de la nuit, il est astreint à de nombreux repas, il est sédentaire et n'a pas le temps de prendre de l'exercice au grand air. Cependant, quelque temps auparavant, il a pu se sentir à court de souffle, en proie à une douleur, légère ou fulgurante, dans la région du cœur. Il a attribué ces petits troubles à l'âge, à la digestion, etc., mais ne s'en est pas préoccupé outre mesure.

Brutalement, d'une manière inattendue, le patient ressent une douleur intense, atroce, dans la région du cœur. Cette douleur peut s'étendre aux mâchoires, aux épaules et au bras gauche. En proie à l'angoisse, le sujet a l'impression d'étouffer. La tension artérielle est devenue très faible, le cœur est affolé. L'infarctus est le diagnostic généralement aisé.

La mort peut avoir lieu dans les quelques minutes qui suivent. Le plus souvent, la douleur s'apaise, en particulier si le patient a ingéré des calmants puissants. Mais la situation n'en demeure pas moins critique pendant quelques jours.

2. Processus physiologiques

Le muscle cardiaque (myocarde) est irrigué par les importantes artères coronaires. Celles-ci sont fréquemment le siège de lésions athéromateuses. Les dépôts graisseux, qui s'accumulent, réduisent peu à peu le calibre des artères, lesquelles également se sclérosent. L'irrigation est inhibée, le cœur souffre, des douleurs caractéristiques apparaissent, douleurs angineuses, signal d'alarme trop souvent négligé.

L'artère peut s'obstruer totalement, soit par un nouveau dépôt, soit par un caillot sanguin ; toute une portion du cœur privée d'oxygène s'altère et se détruit (nécrose) : c'est l'infarctus du myocarde. Un infarctus peut d'ailleurs se produire dans d'autres régions de l'organisme.

3. Causes

L'infarctus est toujours dû à une défaillance des artères nourricières. Il se développe à partir d'une toxémie persistante mais cette affection n'est plus le triste privilège des personnes âgées : on en rencontre de nos jours chez des hommes jeunes, aux environs de la trentaine, et même parfois avant. Cependant, parmi ces jeunes, la plupart sont de gros fumeurs.

Certains malades présentent une « hérédité » vasculaire. En fait, incriminons moins l'hérédité que les habitudes défectueuses des parents et des enfants. La surcharge graisseuse est presque générale dans l'infarctus ; l'hypertension n'est pas rare.

Les causes profondes sont celles de tous les troubles cardio-vasculaires et il n'y a pas ici lieu de les reprendre en détail : alimentation excessive, excès de graisses animales, de produits récoltés, conservés et transformés avec abondance de produits chimiques, tabac, alcool, sédentarité, surmenage, et déséquilibre émotionnel (insomnie, soucis, nervosisme). C'est pourquoi l'infarctus « frappe » avec prédilection le dirigeant, le « responsable ».

4. Hémogliase, infarctus et accidents vasculaires

Le docteur Jean de Larebeyrette a montré que les processus métaboliques sont plus complexes qu'il n'y paraissait jusqu'à présent. En effet, jusque dans chaque cellule intervient un processus de dégradation et de synthèse nouvelle, ce qui permet aux cellules de transformer les sucres en graisses ou inversement, de changer la structure moléculaire des albumines et même de faire des sucres avec des albumines. Autrement dit : « *La preuve scientifique capitale est apportée : le tissu vivant réalise des « carburations » par des procédés et à l'échelon atomique et électronique.* »

L'absence, la carence ou l'excès d'un enzyme ou catalyseur entraîne l'arrêt de la carburation à une étape anormale du métabolisme. La machine tend à se détraquer car elle pompe dans d'autres réserves d'enzymes, qui manquent alors à d'autres usages normaux. Telle est l'origine de la maladie métabolique, qui survient lente, sournoise, inapparente aux procédés anciens de surveillance médicale.

Etudions tout particulièrement la maladie métabolique hémogliase, qui prélude à l'entartrage des artères (artériosclérose) et déclenche 70 % des accidents vasculaires.

La véritable cause de l'artériosclérose n'est pas dans l'alimentation en corps gras et cholestérol, mais dans un défaut de notre organisme à assimiler les amidons des céréales, tels qu'ils sont actuellement préparés. Les amidons des céréales du pain blanc, en particulier, sont à l'origine de l'hémogliase. Le porc, alimenté en excès d'orge, est lui-même atteint d'hémogliase, avec des tests encore plus troublés que l'homme. 25 % des porcs français ainsi alimentés meurent avant ou à l'abattage, soit d'infarctus, soit d'œdème aigu du poumon, qui rendent la viande inconsommable, inconservable.

Comment se manifeste cette hémogliase ? Les signes avant-coureurs sont, parmi d'autres : la fatigabilité, l'alourdissement et la somnolence après les repas, les ballonnements gastro-intestinaux, les étourdissements au volant de l'automobile, l'affaiblissement de la mémoire, la diminution des fonctions sexuelles. Selon l'auteur, il y a similitude d'action du diabète et de l'hémogliase, dans leur contribution à l'artériosclérose.

La prévention de l'hémogliase repose en partie sur le retour à une alimentation composée de farines de céréales biologiquement correctes et de « bon pain ».

5. Comment se comporter en présence de l'infarctus

L'intervention du médecin s'impose de toute urgence.

Repos absolu et absence de nourriture (jeûne total) tant que durent les douleurs et l'angoisse. Rassurer le patient. Lui donner à boire un peu d'eau, suivant la soif et non au-delà. La position couchée permet le repos du cœur. Puis, exercices respiratoires très doux et progressivement augmentés au fur et à mesure de la récupération des forces. Marche lente au grand air (l'air bien oxygéné est indispensable dès le début des troubles). Massage et technique des points de Knap dans la région du thorax et notamment du côté du cœur. Ostéopathie et chiropratique : recherche et correction des anomalies vertébrales.

Le jeûne peut durer de quelques jours à plusieurs semaines, sous la conduite d'un médecin naturopathe. Le délai de rétablissement varie avec la gravité de l'infarctus.

Les médicaments sont-ils utiles ou nécessaires ? Si les soins hygiénistes sont entrepris dès le début, il est probable que ces médicaments doivent être réduits au minimum. Leur excès risque d'aggraver une situation et de causer un « choc en retour » susceptible d'expliquer les rechutes dont sont souvent victimes les personnes qui ont « fait » un infarctus.

6. Prévention et rétablissement

La mise en œuvre correcte des facteurs naturels de santé permet, d'une manière assurée, d'éviter l'infarctus et de connaître une vie dense et active. L'homme d'action devra donc porter une attention particulière aux facteurs suivants :

— abstention des poisons : tabac, alcool, médicaments et drogues ;

— alimentation légère (en cas de repas trop abondant, compenser par un jeûne subséquent), composée de produits biologiques ;

— culture physique au grand air ;

— exercices respiratoires bi ou tri-quotidiens (et utilisation du *Respirator,* si possible) ;

— détente et relaxation chaque jour, à plusieurs reprises ;

— recherche d'un équilibre émotionnel grâce à une certaine philosophie calme et optimiste de la vie et des affaires (ce qui n'exclut pas l'action dynamique).

Détail du programme de prévention et de rétablissement : voir chapitre VII ainsi qu'au chapitre II, la partie *Soins pour les capillaires.*

Phyto-aromathérapie : infusions de feuilles d'olivier (30 g/l), de fleurs d'aubépine (50 g/l), de vigne rouge (50 g/l), de baies de genévrier (10 à 20 par jour).

Essence d'ail, 5 gouttes le matin à jeun ; essence de citron, 5 gouttes, à 10 heures et au coucher. Les essences peuvent être prises sur un sucre ou incorporées à un peu de miel doux.

7. Perspectives

Les affirmations pessimistes relatives à la durée de « survie » après infarctus sont fondées sur des bases erronées ; de plus, elles influencent fâcheusement le psychisme du patient. Il faut savoir qu'après infarctus, la récupération peut être presque totale. Dans bien des cas, en fait, la réforme de vie conduit à un état de santé et à une forme cardiaque bien supérieurs à ce qu'ils étaient avant l'infarctus.

Il est assuré que, dans la plupart des morts prématurées après infarctus, les médicaments et la peur sont les principaux responsables de l'évolution défavorable.

8. Infarctus chez les femmes

La survenue d'un infarctus chez la femme de moins de 40 ans est rare, actuellement (0,3 sur 1 000 cas). Sa fréquence augmente. Pourquoi ?

Un facteur de risque intervient en tête dans cette augmentation : le **tabac.** Il est le plus souvent en cause (dans 75 % des cas, on constate une consommation supérieure à 20 cigarettes par jour). Les facteurs familiaux, les troubles de lipidémie sont rencontrés l'un et l'autre dans 50 % des cas. La surcharge pondérale et l'hypertension artérielle figurent dans 20 % des cas.

Il y a une fréquence de l'association de ces facteurs de risque puisque dans 50 % des cas, deux facteurs de risque sont cumulés, trois dans 25 % des cas, alors que l'absence de facteur de risque est rigoureusement exceptionnelle.

Les facteurs hormonaux interviennent souvent sous forme de prise de **contraceptifs.** L'augmentation de fréquence de l'infarctus du myocarde de la femme jeune sous pilule a été longtemps suspectée et actuellement les études épidémiologiques permettent d'affirmer qu'une femme ayant pris un contraceptif oral le mois précédent a 4,5 fois plus de risques de faire un infarctus myocardique qu'une femme qui n'a jamais pris la pilule. Le risque coronarien augmente avec la durée de la contraception orale. On ne sait pas, à l'inverse, si le risque diminue lorsque la femme cesse de prendre la pilule.

Le risque d'accidents thrombo-emboliques est en corrélation directe avec la teneur en œstrogènes des contraceptifs. Il n'y a guère de différence de responsabilité entre les deux œstrogènes utilisés (éthinyl-œstradio ou mestranol), ni entre les deux méthodes orales combinées ou séquentielles pour une même dose d'œstrogène.

Le cumul du tabagisme et de la prise de pilule contraceptive multiplie par 23 le risque de survenue d'accidents thrombo-emboliques. Les œstrogènes associés à une hyperlipidémie, à un diabète, à une surcharge pondérale, aggravent ce risque.

Certains médecins pensent également que les contraceptifs oraux peuvent être en cause dans des anomalies de l'hémostase, avec augmentation de l'activité anti-fibrinolytique du plasma, modifications de l'adhésivité et de l'agrégation plaquettaires, diminution de l'antithrombine 111, ou encore avec des anomalies vasculaires coronaires, une athérosclérose, etc.

L'infarctus de la femme jeune est rare ; il intervient sur un réseau habituellement non préparé par une circulation de suppléance. Il s'accompagne de facteurs de risque souvent cumulés et potentialisés par la prise de contraceptifs hormonaux.

9. Infarctus du myocarde : mobilisation précoce

Classiquement, on impose au malade une immobilisation absolue. Celle-ci est plus ou moins prolongée mais elle dure au moins une semaine, dans les cas les moins graves, et elle est très souvent maintenue beaucoup plus longtemps.

Or, au 8ᵉ Congrès interaméricain de cardiologie, un cardiologue américain a rapporté les résultats d'une étude portant sur 111 cas d'infarctus du myocarde qui ont reçu le traitement habituel en tout si ce n'est que lorsqu'ils ne présentaient pas de complications, l'alitement prolongé était remplacé par la mobilisation précoce. Les résultats de cette étude indiquent que cette particularité du traitement fut bénéfique aux patients.

L'alitement et l'immobilisation prolongée constituent une barrière certaine au prompt rétablissement physique et psychologique ; et il est désastreux d'observer le grand nombre de malades cardiaques « invalides » chez qui le « *paternalisme surprotecteur du médecin, qui reflète généralement l'ignorance et la peur, conduit la victime à une triste existence d'appréhension et de désespoir* ».

10. Infarctus et morphine, troubles coronariens

Dans la revue *Strasbourg médical,* trois médecins, les docteurs Lévy, Fitzenkam et Oberling, ont écrit : « *Enseigné par la tradition comme un dogme, appliqué avec l'automatisme d'un rite, le recours à la morphine dans les formes hyperalgiques de l'embolie pulmonaire et de l'infarctus du myocarde apparaît comme une thérapeutique héroïque indiscutée. En fait, la morphine peut avoir une incidence cardiaque redoutable.* »

Les auteurs rendent alors compte d'une observation : une jeune femme de 25 ans, sportive, vigoureuse, n'ayant jamais été souffrante, reçoit une injection de morphine après une césarienne. Environ une heure après, des troubles aigus surviennent, suivis par une importante glycosurie, une pancréatite aiguë et une crise d'angine de poitrine intense. « *De toute évidence, l'incident pancréatique et coronarien est la conséquence immédiate de l'injection de morphine. (...) La réaction pancréatique peut être d'intensité variable et aller du simple état œdémato-congestif à la nécrose hémorragique la plus grave.* »

« *Un porion vigoureux, en bonne santé, est victime d'un traumatisme qui ne laisse aucune trace. Subitement, il est pris deux jours après d'une crise de coliques néphrétiques, nécessitant l'injection de morphine. Une heure et demie après l'administration de la drogue, le malade devient pâle, s'agite et meurt. L'autopsie fait découvrir une pancréatite aiguë et une thrombose.* » Dans d'autres cas, des troubles divers interviennent, qui « **consternent l'entourage et les médecins, bernés par une trompeuse quiétude** ».

« *Depuis des années, nous avons formellement proscrit la morphine de notre thérapeutique en matière d'accidents cardio-vasculaires, car la douleur dans l'infarctus peut et doit être traitée d'autre façon »,* concluent les auteurs.

Insuffisance cardiaque (asystolie)

Symptômes : essoufflement, cyanose (oxygénation insuffisante du sang), œdème (gonflement du tissu sous-cutané ou d'autres organes dû à l'infiltration de liquide séreux).

Traitement médical : repos, tonicardiaques, diurétiques, régime sans sel (indispensable).

En raison de la gravité de cette situation, seul le médecin peut intervenir, mais la mise en œuvre des facteurs naturels de santé, avec prudence et progressivité, permettra de consolider le rétablissement et d'obtenir petit à petit une amélioration de l'état général et le retour à un état de santé plus normal.

Insuffisance mitrale

Définition : reflux anormal du sang du ventricule gauche vers l'oreillette gauche, lors de la systole, provoquant un souffle. Elle est souvent associée au rétrécissement mitral, c'est-à-dire le rétrécissement de l'orifice séparant l'oreillette du ventricule gauches, ce qui forme un obstacle au passage du sang.

Causes : la médecine courante attribue l'insuffisance mitrale au rhumatisme articulaire aigu. Toutefois, le R.A.A. est lui-même la conséquence d'erreurs de vie et d'hygiène, ainsi que, assez fréquemment, l'effet secondaire de la prise de médicaments.

Traitement médical : tonicardiaque et éventuellement chirurgie (pose d'une prothèse valvulaire).

Programme de soins d'hygiène vitale : l'intervention médicale est indispensable d'urgence. Après les premiers soins, viendront les facteurs naturels de santé, comme pour tous les troubles cardio-vasculaires (voir le chapitre II).

Lymphangite

Définition : inflammation des vaisseaux lymphatiques. On en distingue plusieurs catégories, suivant la localisation des troubles :

— *lymphatite tronculaire :* inflammation des troncs lymphatiques ;

— *lymphangite réticulaire :* inflammation des réseaux lymphatiques du derme ;

— *lymphatite radiculaire :* inflammation des racines mêmes des lymphatiques dans la peau, le tissu conjonctif ou les viscères. Cette inflammation n'a pas d'existence séparée et se confond avec l'inflammation de ces différents tissus.

Causes et soins d'hygiène vitale : se reporter purement et simplement à la première partie, chapitre *Troubles cardio-circulatoires.* En cas de lymphangite aiguë :

— jeûner totalement ou prendre une alimentation purement crue ;

— réduire les activités physiques pendant quelques jours puis reprendre les exercices oxygénants ;

— dès que l'inflammation a disparu, reprendre progressivement l'alimentation du type 60/20/20 (nourriture orthobiologique, sans toxique, bien entendu).

On supprimera l'alcool, le café, le tabac, la pilule anticonceptionnelle. On se méfiera des médicaments. Après une première crise possible de désintoxication, durant quelques jours avec fièvre, l'état de santé doit revenir très rapidement.

S'il s'agit d'une *lymphangite du sein,* chez une femme allaitante, ne pas interrompre l'allaitement. Ne pas jeûner mais prendre une alimentation crue et donner le sein à plusieurs reprises dans la journée. Le lait n'est en aucun cas toxique pour l'enfant si l'on n'introduit pas de toxiques ou des médicaments dans l'organisme de la mère. La lymphangite se résorbera très rapidement.

Maladie d'Adams-Stokes

Symptômes : battements lents (brachycardie), pouls lent (de façon intermittente ou permanente), 30 pulsations par minute. Si le pouls descend à 10 ou 20 : vertiges, syncopes (arrêt momentané du cœur et du pouls, pâleur, perte de connaissance, risque de mort subite).

Dans la syncope respiratoire, seule la respiration s'arrête, le malade devient bleu. Dans le coma, il y a abolition de la conscience et de la vie de relation (ouïe, conversation) et de la motricité volontaire.

Causes : blocage de la conduction normale de l'influx entre oreillettes et ventricules. Les causes lointaines ne doivent jamais être perdues de vue. La prévention par l'application des facteurs naturels de santé est la meilleure sauvegarde contre la maladie d'Adams-Stokes, comme il en est de tous les troubles aigus ou chroniques.

Traitement médical : respiration artificielle, tonicardiaques, implantation d'un stimulateur cardiaque, etc.

Programme d'hygiène vitale : parallèlement au traitement médical, le médecin peut seul instaurer un mode de vie et l'adapter à la condition du patient. Se baser sur les indications données au chapitre II.

Ne pas omettre la recherche et la correction des anomalies possibles de la colonne vertébrale (ostéopathie, chiropratique...).

Maladie d'Alvarez

Définition : répétition d'épisodes soudains et insidieux dus à des troubles circulatoires au niveau cérébral. Ces épisodes n'affectent que progressivement l'état organique et le comportement psychique.

Diagnostic : dans 3 % des cas, on trouve des signes neurologiques. La maladie peut évoluer presque sans symptômes. Certains malades récupèrent en quelques heures. Pourtant, les multiples attaques silencieuses sont connues selon le degré de leurs séquelles fonctionnelles, éphémères et discrètes. Le patient peut se plaindre d'un goût bizarre ou d'une odeur désagréable ; parfois, c'est une paralysie intestinale passagère. Au début, le diagnostic peut hésiter entre une *thrombose,* une *hémorragie* ou un épisode d'*ischémie transitoire* (interruption de la circulation entraînant une anémie locale).

Beaucoup de ces patients ont à subir de pénibles examens gastro-entérologiques alors qu'une anamnèse plus poussée peut montrer l'origine cérébrale de leurs souffrances. Des douleurs soudaines peuvent aussi apparaître aux extrémités (sans paralysie) et au niveau de la face (pseudo-névralgie du trijumeau). Certains se plaignent de brûlures de la langue ou d'une douleur aiguë au milieu du crâne, ce qui est souvent diagnostiqué à tort comme un signe hystérique. Certains se plaignent aussi de douleurs du dos, comme s'ils n'étaient plus capables de se soutenir.

Il existe pourtant un petit nombre de signes qui, chez des sujets âgés, évoquent le diagnostic correct. Ce sont des signes psychologiques tels qu'une soudaine régression du comportement avec anxiété, une soudaine dépression agitée, un autisme aigu.

Causes : ce sont les causes générales des troubles cardio-vasculaires avec effets plus prononcés de la sénilité au niveau des vaisseaux cérébraux. Les médications hypotensives sont capables de provoquer le syndrome.

Pronostic : selon le docteur Alvarez, avec les traitements médicaux habituels, 80 % des patients récupèrent après la première attaque et 20 % peuvent avoir une longue existence par la suite. On pense que Churchill a eu très probablement sa première petite attaque avant la Seconde Guerre mondiale, alors que toute son œuvre importante était encore à accomplir. Les estimations hollandaises sont moins favorables : 50 % des malades meurent au cours des quatre années suivant le premier accident cérébral. Les estimations deviennent plus sombres actuellement. Il semble que des jeunes femmes prenant des contraceptifs oraux seraient davantage susceptibles de développer des micro et des macro-embolies cérébrales latentes.

Pasteur vécut une vingtaine d'années après sa première attaque. Il y a par contre des individus qui se détériorent mentalement très vite après chaque nouvel accident. Le pronostic est difficile.

Traitement médical : repos, sédation, amphétamines comme stimulants. Les médicaments vasodilatateurs ont souvent des effets paradoxaux (il y a toujours un danger de brusques variations de l'irrigation sanguine cérébrale ; c'est pourquoi beaucoup de praticiens doutent de la valeur de la thérapeutique anticoagulante).

Programme d'hygiène naturelle : alimentation très modérée. Au début, régime de désintoxication cru. Repos relatif car il faut que le patient puisse marcher, sans aller jusqu'à la fatigue, se reposer, et reprendre dès que possible une activité physique et cérébrale progressive.

Il va sans dire que l'alcool, le tabac, les drogues, le lait, l'alimentation riche, les graisses cuites, etc., sont formellement déconseillés.

On insistera tout particulièrement, en médecine physique, sur la correction des anomalies éventuelles du rachis et du crâne.

Phyto- et aromathérapie, hydrothérapie : voir le programme général de soins, chapitre II, ainsi que l'étude sur l'*artérite.* La partie consacrée aux *Soins pour les capillaires* (chapitre II) est particulièrement importante.

Les soins d'hygiène naturelle doivent assurer, dans la grande majorité des cas, le maximum de chances de récupération. Probablement subsistera-t-il quelques séquelles, mais celles-ci resteront le plus souvent limitées.

Maladie bleue (cardiopathie congénitale avec cyanose)

Définition : malformation cardiaque ; rétrécissement de l'orifice pulmonaire entre le ventricule droit et l'artère pulmonaire, causant une augmentation des pressions dans les cavités droites du cœur avec une ou plusieurs communications anormales entre oreillettes et ventricules. Le sang artériel est contaminé par le sang veineux, d'où la cyanose ou teinte bleutée de la peau.

Traitement : chirurgical. Il est toutefois évident que la mise en œuvre en synthèse des facteurs naturels de santé assurera une meilleure suite du traitement chirurgical et, généralement, une vie plus normale.

Maladie de Bouveret

Définition : il s'agit d'une tachycardie (battements rapides) survenant par excès, début et arrêt brutal, pouls très rapide (160-180 par minute) et régulier.

Traitement médical : digitaline, manœuvre d'expiration à glotte fermée permettant d'arrêter la crise, massage du sinus carotidien, compression des globes oculaires, injection d'un anti-arythmique.

Soins d'hygiène vitale : à appliquer par le médecin : jeûne ou régime de désintoxication ou alimentation 60/20/20 très légère ; repos ; détente émotionnelle ; massages légers et ponçages de Knap.

Progressivement, reprise d'une activité physique légère. Marche, déblocage respiratoire de Plent-Martin de Beauce, etc. Voir le programme général, chapitre VII.

Ostéopathie, crâniothérapie, chiropratique. Ne pas manquer de rechercher les lésions et anomalies éventuelles du rachis (cervical, notamment) et du crâne.

Phyto-aromathérapie, etc. : voir *Tachycardie.*

Maladie de Raynaud (gangrène symétrique des extrémités)

Symptômes : troubles circulatoires d'allure paroxystique siégeant symétriquement aux extrémités et consistant en *ischémie* (anémie locale), puis *cyanose* (coloration bleue des téguments due à l'augmentation dans le sang capillaire, de l'hémoglobine réduite, dont le taux dépasse 5 g par 100 ml), asphyxie locale, sensation de doigts morts, et pouvant aboutir à la *gangrène* sèche.

Causes : pour la médecine classique, la nature de cette affection est inconnue ; elle est considérée comme une névrose vasomotrice. Un syndrome analogue (syndrome de Raynaud) peut être provoqué par une atteinte artérielle : compression ou artérite.

Pour l'hygiène naturelle, les causes de base sont à la fois nerveuses et circulatoires. Le système nerveux, dans une ou plusieurs de ces localisations en rapport avec la circulation dans les membres supérieurs, a été altéré dans sa structure et certaines de ses fonctions. Les commandes vasculaires peuvent, de ce fait, se trouver interrompues. D'autre part, la qualité des vaisseaux et des tissus environnants s'altère. La circulation devient difficile et peut s'interrompre par temps froid ou en raison de spasmes.

Soins d'hygiène naturelle : la prévention est assurée par la mise en œuvre des facteurs naturels de santé (voir chapitres II et VII).

Traitement naturel : lorsque la maladie est installée, considérer deux impératifs immédiats : l'alimentation et les mesures physiques.

— Alimentation légère, bien équilibrée, du type 60/20/20 (voir chapitre II). L'atteinte nerveuse étant fréquemment due à des médicaments et des drogues ainsi qu'à des substances chimiques de synthèse introduites dans l'alimentation (fongicides, pesticides, conservateurs, etc.), il est indispensable de ne se nourrir que d'aliments de provenance orthobiologique.

— On notera l'importance particulière du chlorure de magnésium à prendre régulièrement à raison de 2 ou 3 g chaque matin avec un jus de fruit frais.

— Marche au grand air, avec large mobilisation des membres supérieurs.

— Un exercice d'orthothérapie est particulièrement favorable (voir figure p. 116 et 117).

— Ponçage des points de Knap chaque jour.

— Déblocage cardio-respiratoire suivant la méthode Plent-Martin de Beauce, au moins deux fois par semaine.

— La chiropratique et l'ostéopathie (y compris la crâniothérapie) peuvent apporter une aide considérable.

Le programme détaillé est celui indiqué par ailleurs pour l'*artérite* et, au chapitre II, à la partie intitulée *Soins pour les capillaires.* Insistons, de plus, sur l'importance du bain complet à température progressive (commencer à 36°, monter la température de l'eau graduellement à 39 ou 40°, rester 10 ou 15 mn). Dans l'eau du bain, ajouter des algues micro-éclatées ainsi que la formule du professeur Lautié *Bain délassant* (carbonate acide de sodium, oléate de sodium, essences de lavande, romarin, thym, etc.). Aussitôt après ce bain chaud, ablutions ou douche à l'eau froide, essuyage, friction du thorax, de la colonne vertébrale et des membres avec la formule du professeur Lautié *Eau délassante,* comportant de l'ambre gris, de l'huile de succin, des essences de cannelle, de citron, girofle, lavande, marjolaine. Puis, si possible, repos au lit au moins une demi-heure.

Myocardite

Définition : inflammation aiguë du myocarde (muscle cardiaque).

Symptômes : battement accéléré du cœur, arythmie et tension faibles.

Traitement médical : tonicardiaques.

Soins d'hygiène vitale : repos, détente émotionnelle, alimentation très légère ou régime de désintoxication. Progressivement, reprise d'exercices physiques doux, avec massages et ponçages de Knap. Alimentation du type 60/20/20, d'abord très légère puis progressivement renforcée, avec compléments alimentaires naturels (chapitre II).

Si un jeûne est envisagé, ne l'entreprendre que sous le contrôle d'un médecin naturopathe très compétent.

Palpitations

Définition : la définition de Laennec est toujours valable : « *Battement de cœur sensible et incommode pour le malade, plus fréquent que dans l'état naturel et quelquefois inégal, sous les rapports de fréquence et de développement.* »

Causes : fièvre, exercice physique intense, ingestion de médicaments, substances toxiques..., troubles digestifs, altération cardiaque, etc. L'anxiété et l'angoisse sont également génératrices de palpitations.

Traitement : c'est celui de la cause. Les palpitations ne constituent qu'un symptôme dont il faut rechercher l'origine. Nous conseillons donc l'application pure et simple des soins précisés au chapitre II.

Paraphlébite (ou périphlébite)

Définition : inflammation du tissu conjonctif qui entoure une veine. Elle ne doit pas être confondue, dans sa localisation, avec la phlébite des veines superficielles ou la phlébite variqueuse.

Causes et soins d'hygiène vitale : se reporter à *phlébite.*

Un témoignage : « Alors que j'étais en déplacement, ma femme s'est trouvée seule en camping avec les trois enfants. Sa jambe gauche, qui était devenue assez vilaine au cours de la grossesse, s'est mise à enfler, lui faisant mal. Le médecin appelé diagnostiqua une paraphlébite et prescrivit des pilules de Cortica, des suppositoires de butazolipidine et d'hydrocortisone, ainsi que diverses pommades aux mêmes composants. Ma femme ne prit pas ces médicaments mais, à la désapprobation unanime de tous ses voisins et voisines qui voulaient l'obliger à prendre ces remèdes, elle se mit à jeûner : 36 heures sans nourriture ni eau, suivies de 36 heures avec eau de source, ensuite 5 jours de crudités, au bout desquels tout était rentré dans l'ordre, bien qu'elle n'eût presque pas pu se reposer, dans la nécessité où elle se trouvait de préparer à manger aux deux grandes filles, de faire téter la petite, de la changer, de laver ses couches. Seulement, dans l'affaire, elle a perdu son lait qui, d'ailleurs, avait bien diminué. »

Observations : ce cas témoigne bien que les troubles circulatoires peuvent être guéris sans médicaments, si l'organisme est placé dans les conditions qui lui permettent d'opérer son propre rétablissement. Dans le cas présent, cependant, il semble que la patiente aurait pu ne pas perdre son lait si elle avait jeûné moins longuement et si elle avait pris une alimentation plus riche après avoir jeûné. De toute manière, la prise de médicaments aurait contre-indiqué la poursuite de l'allaitement. Elle a bien fait de rester physiquement active, car la majorité des troubles circulatoires requièrent une mobilisation musculaire, prudente mais régulière.

Péricardite

Définition : inflammation du péricarde (séreuse à deux feuillets entourant le cœur), sèche ou à épanchement.

Causes : insuffisance d'hygiène cardio-vasculaire avec effets secondaires de certains médicaments.

Traitement médical : ponction, drainage chirurgical, antibiotiques, corticoïdes.

Soins d'hygiène naturelle : sous la direction d'un médecin (de préférence naturopathe), repos au lit et jeûne jusqu'à la cessation de la fièvre. Toutefois, des complications peuvent survenir en raison de l'administration antérieure de médicaments. Dans ce cas, il est préférable d'interrompre le jeûne et, provisoirement, de poursuivre, en les réduisant progressivement, l'administration de certains médicaments (par exemple la cortisone). Veiller à la qualité de l'air (ionisé négativement). Massages généraux et de la région cardiaque, ponçage léger des points de Knap. L'alimentation, de type 60/20/20, doit être très réduite en poids au début ; elle sera augmentée progressivement au fur et à mesure du rétablissement. Alors, viendront la marche et les exercices respiratoires doux, avec déblocage thoracique de la méthode Plent-Martin de Beauce.

Les indications générales du traitement sont celles qui ont été indiquées au chapitre II.

Phlébite (ou thrombose veineuse)

1. Définition

Inflammation aiguë, subaiguë ou chronique d'une veine. La phlébite subaiguë entraîne l'oblitération (phlébite oblitérante) du vaisseau par un caillot dont l'extrémité libre peut se détacher et voyager jusqu'au poumon entraînant une *embolie* (voir ce mot). Elle peut aussi aboutir à la suppuration (phlébite aiguë ou suppurée), à la formation d'abcès et à l'infection purulente.

Rappelons que le sang contient, entre autres, de la *prothrombine,* une substance qui se transforme en thrombine, laquelle fait coaguler le sang. L'excès de thrombine est dangereux car il est à l'origine de *thromboses,* caillots qui, se formant dans un vaisseau sanguin ou une cavité du cœur, interrompent dramatiquement la circulation sanguine.

Quant à la phlébite chronique, elle est d'origine cachectique (tuberculose, cancer) ou toxique. Elle entraîne rarement l'oblitération mais plutôt la sclérose de la paroi de la veine et souvent son incrustation calcaire.

Des séquelles peuvent apparaître si les soins n'ont pas été corrects. D'autre part, de nombreuses phlébites ne sont pas décelées et ne se manifestent que par des complications plus ou moins tardives : œdème progressivement permanent, lourdeur de la jambe, varices et ulcérations ; c'est ainsi que 70 % des phlébites sont suivies d'une ulcération de jambe dans les vingt ans qui suivent son apparition, si le patient n'a pas recouru aux soins d'hygiène naturelle.

2. Causes

Etat défectueux du sang circulant dans et autour de la veine, malnutrie et altérée dans sa structure et ses fonctions. Une veine variqueuse y est particulièrement exposée. Les causes profondes en sont : l'alimentation incorrecte, la sédentarité, la pollution par l'alimentation, l'air, l'eau, le tabac, l'alcool, les médicaments et drogues, etc.

Les causes ne sont pas différentes pour la thrombose artérielle. En voici quelques exemples.

Test d'hyperlipidémie chez 35 femmes prenant ou ayant pris la pilule :

— Age de 18 à 53 ans.

— Chez la femme de 53 ans, ménopausée depuis 4 ans, la pilule (anticonceptionnelle) avait été conseillée pour des bouffées de chaleur. Après *2 ans* de traitement par la pilule, est apparue une *thrombose de l'artère poplitée.* Une sympathectomie lombaire (opération chirurgicale grave) a alors été pratiquée.

— La plus jeune femme, après 2 ans de contraception orale, présente des douleurs intolérables au niveau du pied droit : spasme veineux très important et spasme de toutes les artères du membre inférieur, avec *thrombose de l'artère plantaire interne.*

— Epreuve d'hyperlipidémie. Courbe de densité optique. Pour une des personnes, qui a pris la pilule pendant 11 ans, la montée brutale de la courbe est, à la 5e heure, 17 fois supérieure à la normale.

(Résumé d'une communication médicale des docteurs M. Servelle et J. Dupain, 1978.)

Chez la femme, la pilule anticonceptionnelle représente donc un danger qu'il serait imprudent de sous-estimer. *La combinaison tabac-alcool-pilule est « explosive ».*

Symptômes : douleur et gonflement le long et autour de la veine. Celle-ci prend l'aspect d'un cordon dur et douloureux. La douleur apparaît habituellement au cours de la marche ou lors du frottement des vêtements contre la peau.

3. Programme d'hygiène vitale

La prévention est assurée par le programme général décrit au chapitre II. Le rétablissement est favorisé ou assuré par l'application stricte des facteurs naturels sous la surveillance du médecin :

— Jeûne total ou alimentation biologique crue, pendant une ou plusieurs semaines (les crudités sont de puissants anticoagulants).

— Repos et relaxation alternant avec une mobilisation douce, prudente et progressive : exercices respiratoires, marche souple, avant d'aborder les exercices oxygénants plus intenses ; la pratique du lever, deux ou trois jours après l'opération chirurgicale réduit l'importance et la gravité des conséquences des phlébites.

— Abstention absolue de tabac, alcool, toxiques alimentaires ou autres. Rejet immédiat et définitif de la pilule anticonceptionnelle.

— Le moins possible et le moins longtemps possible de médicaments, pendant la première phase ; ensuite, abstention.

— Lorsque l'inflammation est résorbée, l'alimentation sera progressivement normalisée (type 60/20/20), avec des compléments alimentaires naturels tels que les céréales germées et la levure alimentaire sèche (voir chapitre II).

— C'est après disparition de l'inflammation que les mesures physiques pourront être mises en œuvre : déblocage thoracique, ponçage de Knap, orthothérapie, exercices oxygénants, enveloppements chauds et froids, bains tièdes avec algues micro-éclatées et essences végétales (romarin, lavande, thym...).

Phytothérapie : 30 baies de genévrier chaque jour, en décoction ou à croquer, 3 semaines par mois. Infusion de thym, de romarin ou de vigne rouge (30 g/l), deux fois par jour, en variant. Jus de betterave rouge, oignon, citron, pêche, persil, pissenlit, raisin.

Cataplasmes d'argile, seule ou additionnée de racine (fraîche broyée, ou conservée humidifiée) de consoude. A appliquer froide et à garder une heure, une ou deux fois par jour. (Voir détail dans *l'Argile pour votre santé,* André Passebecq, même éditeur.)

Aromathérapie : essences de thym, romarin, genévrier, cyprès à incorporer au cataplasme d'argile, comme ci-dessus (10 à 20 gouttes d'une essence seule ou, mieux, d'un mélange à parties égales).

Détail des soins : se reporter au chapitre II et aux études sur les *varices* et l'*artérite.*

Syncope :(Voir maladie d'Adams-Stokes)

Tachycardie

Définition : accélération du rythme des battements cardiaques. Elle est modérée quand les pulsations sont de 80 à 100 par minute, intense quand elles dépassent 100.

Causes : certaines infections s'accompagnent d'une forte accélération du pouls (la plupart des maladies aiguës également). Certaines tachycardies sont d'origine toxique (après médicaments, drogues, tabac, café, etc.), cachectique, nerveuse, cardio-vasculaire. D'autres sont dites essentielles, si les causes n'ont pu en être déterminées !

Soins naturels : éviter en principe (l'avis d'un médecin naturopathe est nécessaire) les médicaments tendant à ralentir le pouls. Régler les facteurs naturels de santé de manière soigneusement personnalisée :
— alimentation très légère, du type 60/20/20 ;
— exercices physiques doux et marche au grand air alternant avec de larges périodes de repos en position allongée ;
— déblocage cardio-respiratoire ;
— ponçage des points de Knap. Cette technique est souvent très intéressante. Knap et Martin de Beauce ont toujours affirmé que le rythme cardiaque tend à se normaliser après une séance de ponçage des points douloureux. Confirmation en a été fréquemment apportée. Il ne s'agit pas là d'une normalisation définitive, mais d'une amélioration temporaire, qui peut être stabilisée par une répétition bi ou tri-hebdomadaire du ponçage de Knap.

Hydrothérapie : affusions alternées chaudes et froides des membres supérieurs ; bains de bras à l'eau froide avec adjonction d'algues micro-éclatées.
Voir aussi *Angor* et *Maladie de Bouveret.*

Phyto-aromathérapie : infusions de fleurs d'aubépine (20 g/l) ou de verveine associée au tilleul-fleurs, non bractées (20 g/l) ; trois fois par jour, 4 ou 5 gouttes d'ylang-ylang sur un morceau de sucre roux ou dans un peu de miel doux.

Ulcère variqueux

Définition : destruction progressive d'une région dénutrie en raison de l'obstruction de la circulation veineuse : elle suit ordinairement l'apparition et l'évolution des varices.

Causes et prévention : voir l'étude sur les *Varices.*

Programme de rétablissement : il s'agit de rétablir la circulation au niveau des veines et surtout des capillaires, de manière que l'organisme puisse opérer progressivement et spontanément la régénération des tissus altérés. Les médicaments, désinfectants et autres substances (pharmaceutiques ou non) préconisés pour « guérir » l'ulcère risquent le plus souvent d'aggraver la situation.

Impératifs :

— Ne pas léser ni irriter les tissus.

— Assurer la propreté locale sans caustiques (savon, eau oxygénée, eau très salée...) ; recourir à l'eau bouillie additionnée de quelques grains de chlorure de magnésium et de sel marin complet, et éventuellement de quelques gouttes de jus de citron.

— Protéger la région par une gaze légère non imperméable et peu serrée, à changer plusieurs fois par jour (après l'avoir mouillée s'il y a lieu).

— Chaque jour, pratiquer suffisamment d'exercices oxygénants ; prendre chaque fois que possible un bain de soleil (avec prudence) ou, à défaut, un bain d'air.

— Jeûner totalement pendant 1 ou 2 semaines (sous la conduite d'un médecin naturopathe) ou adopter une alimentation de désintoxication composée exclusivement de végétaux crus (sauf quelques légumes cuits ou soupes végétales, en cas de frilosité).

— Reprise alimentaire très progressive, selon le schéma 60/20/20, avec adjonction de céréales germées, de levure alimentaire sèche, de chlorure de magnésium, d'ail, argousier, citron, cresson, épinard, groseille noire, oignon, pêche, persil, pissenlit, pomme, raisin...

Note importante : l'application des soins naturels permet à l'organisme de se libérer des substances qui l'encombrent ; il le fait au moyen de la fièvre, de l'inflammation, des écoulements, etc. Il ne faut donc pas s'étonner d'observer, dès le début, des symptômes de *désintoxication,* d'épuration, précédant la phase de *reconstruction* des tissus. Ces deux phases sont indispensables ; la régénération ne peut être durable que si elle se réalise sur une région « propre ». Vouloir obtenir la cicatrisation de l'ulcère dès le début du traitement conduit à la formation d'une « peau » (plus exactement d'une pellicule) fragile qui se désagrégera très vite.

Compléments : nous conseillons de lire le chapitre général sur les troubles cardio-vasculaires ainsi que les études sur *l'artérite* et les *varices.*

Varices

1. Définition, causes, soins

Définition : dilatation permanente des veines des membres inférieurs.

Causes : voir la première partie, chapitres II et VII.

Insistons ici sur les causes suivantes : alimentation incorrecte, généralement trop riche en hydrates de carbone et sucres, en graisses cuites, en aliments cultivés ou obtenus, conservés, transformés par des procédés inadéquats et par la chimie de synthèse. Ration excessive conduisant à l'embonpoint, ce qui est aggravé par la sédentarité. Station debout trop prolongée, pilule anticonceptionnelle, alcool, tabac, café et autres toxiques et médicaments. La grossesse peut aggraver une situation déjà existante.

Des complications peuvent survenir : voir par ailleurs les études sur la *Phlébite* et l'*Ulcère variqueux.*

Soins d'hygiène naturelle. Traitement médical. Injections sclérosantes, traitement chirurgical (ablation complète de la veine profonde). Il est bien évident que ces pratiques ne corrigent pas les causes et, donc, conduisent à des échéances désagréables ou dramatiques.

Il ne faut pas attendre d'être porteur d'énormes varices et de souffrir de troubles importants (lourdeur et œdème des membres inférieurs) pour se soigner. Il faut, au plus tôt, se plier à des règles d'hygiène stricte.

2. Hygiène personnelle

Hygiène rigoureuse de l'épiderme : lavages fréquents des membres inférieurs avec des savons liquides acides.

Hydrothérapie : réalisée en tenant compte que l'eau chaude, accentuant la dilatation veineuse, est contre-indiquée, alors que l'eau froide, qui a une action constrictive, est recommandée. Voici quelques applications d'eau à pratiquer :

1) Bains de jambes dans deux seaux : l'un rempli d'eau tiède, où l'on restera cinq minutes, l'autre rempli d'eau froide où l'on plongera une minute. Il faut que les seaux soient hauts pour que l'eau arrive jusqu'au bas des genoux.

2) Affusions des membres inférieurs que l'on fera debout dans un bac à douche ou une baignoire en ayant adapté à une robinetterie d'eau chaude ou d'eau froide un tuyau en caoutchouc d'assez gros calibre d'une longueur de 1,50 m, et l'on fera couler l'eau sans pression en partant des pieds pour remonter progressivement le long des jambes, devant jusqu'à l'aine, et derrière jusqu'aux lombes. On commence par l'eau tiède et on termine par l'eau froide.

Si l'on est aguerri à l'eau froide, il sera possible de faire une affusion de courte durée à l'eau froide seulement.

3) Bains complets de tout le corps, le niveau de l'eau atteignant la hauteur des épaules. L'eau sera tiède, on y mettra soit des extraits d'algues, soit des essences aromatiques : lavande, romarin, pin, soit des algues micro-éclatées, soit des sels type sels de Bagnols. La durée du bain sera variable, en moyenne d'une dizaine de minutes, de vingt minutes au maximum.

Pendant le bain, il sera bon de faire des mouvements lents de flexion et d'extension des chevilles et des genoux : sorte de pédalage horizontal ; il est également recommandé de respirer lentement et profondément.

4) On pourra piétiner durant une ou deux minutes dans une baignoire ou un bac à demi rempli d'eau froide ; on pourra également marcher sur des dalles ou des carreaux mouillés à l'eau froide. L'idéal serait encore de marcher dans un jardin sur des pierres mouillées ou sur un gazon couvert de rosée ou arrosé au préalable.

Il faudra varier ces applications hydrothérapiques ; les grands bains pris deux à trois fois par semaine ; les bains de jambes ou les affusions pourront être pris tous les jours.

Après ces applications d'eau, il est de la plus grande importance de ne pas s'essuyer ; il faudra se draper dans un peignoir ou s'entourer les membres inférieurs dans une grande serviette et se relaxer un moment soit au lit, soit sur un divan ou une chaise longue.

Gymnastique : fort simple durant quelques minutes avec quelques mouvements visant à l'entretien de la souplesse de la musculature, des articulations et au bon maintien des muscles abdominaux.

1) Le matin, en position debout, on exécutera des élévations sur la pointe des pieds et des flexions sur les cuisses. Au tapis, étant couché, faire des mouvements de pédalage, des mouvements de rotation du pied autour de la cheville.

2) Le soir au coucher, avant d'entrer dans le lit, couché sur le lit, faire quelques mouvements de pédalage, des élévations des jambes à la verticale et, dans cette position, pratiquer un léger massage manuel à mains nues ou enduites de pommade, ou de gel, en remontant le long du mollet, partant de la cheville pour aller jusqu'au genou (d'après le docteur J. Ribollet).

Adjoindre à ces mouvements de la gymnastique respiratoire, afin de favoriser la circulation et le retour du sang des membres jusqu'au cœur, aussi les mouvements respiratoires alternatifs d'inspiration et d'expiration sont des facteurs importants. L'utilisation du *Respirator* de Plent est ici tout indiquée.

La respiration favorise les échanges gazeux entre l'air et le sang ; le gaz carbonique est rejeté, l'oxygène absorbé et, dans les poumons, le sang veineux de couleur rouge sombre devient rouge vermeil grâce à l'oxyhémoglobine.

Le régime alimentaire : il est très important, car le variqueux doit éviter la constipation et l'embonpoint. Il faudra réduire la quantité de certains aliments, le pain, le sel, les graisses animales, les corps gras cuits, les féculents et les sucreries. S'abstenir de conserves, de charcuteries, de viandes grasses et faisandées ; de gibier, d'alcools, de café, thé, tabac. Les aliments recommandés sont les crudités, les salades, les légumes, les viandes rôties, certains fromages, les fruits. La sobriété est de rigueur ; la quantité de boisson aux repas ne doit pas dépasser 150 cc. Ne pas faire plus de trois repas par jour.

Les sujets aux approches de la cinquantaine devront observer chaque semaine un jour de diète presque totale.

Les vêtements : ils doivent être légers, aérés ; supprimer la lingerie en nylon ; éviter le port de ceintures, de gaines trop serrées à la taille, le port de jarretières, de bas chauds et serrés qui entravent la circulation de retour.

La question des chaussures est primordiale, s'abstenir du port de ballerines, de chaussures sans talon, de talons trop hauts et surtout de talons aiguilles. On devra porter une chaussure ou une sandale bien tenue dans sa partie médiane, souple et large à sa partie antérieure, permettant un bon étalement de l'avant-pied.

3. Hygiène des loisirs

Les vacances seront bienfaisantes à la condition qu'elles ne s'effectuent pas dans des pays trop chauds, qu'elles ne comportent pas de longues randonnées en auto, ou en train ; vacances pendant lesquelles le sujet pourra se promener, se relaxer, faire des marches dans une campagne riante ou des bois touffus, et pratiquer l'hydrothérapie. Voici quelques remarques capitales :

1) La température élevée, la grosse chaleur, surtout la chaleur humide, sont nuisibles.

2) Le séjour prolongé au soleil ainsi que les séances de bronzage sont interdits ; sont autorisées seulement des expositions au soleil progressives et de courte durée à pratiquer avec les jambes horizontales ou surélevées.

3) Le séjour à la mer peut apporter du bien-être, à condition que les bains ne soient pas trop fréquents ni trop longs. La natation devra s'effectuer à proximité du rivage, les crampes étant à craindre chez les variqueux. La marche dans l'eau sur la plage est un excellent exercice.

4) Le séjour en montagne semble l'idéal car la plupart des troubles d'insuffisance veineuse s'améliorent entre 800 et 1 200 mètres.

Les sports : la vie sédentaire est à redouter chez le variqueux. Il doit prendre un exercice doux mais assez prolongé et suivi d'une séance de détente en position couchée. Voir chapitre VII.

Hygiène de l'habitat : la chambre à coucher doit être vaste, bien aérée et peu chauffée. Le lit doit être confortable, orienté dans le sens Nord-Sud ; on devra disposer sous les pieds de devant du lit des cales de 8 à 15 cm de hauteur ou mettre un coussin sous l'extrémité inférieure du matelas afin que l'on puisse dormir les jambes légèrement surélevées.

Les couvertures doivent être légères, les draps de toile fine et sans couture. Les édredons, les couvertures chauffantes et les bouillottes sont déconseillés. Il est recommandé de dormir les fenêtres ouvertes ou entrouvertes.

Mode de chauffage : le chauffage par le plancher, lorsque sa température dépasse 18°, est catastrophique pour les variqueux ; les autres modes par chauffage central avec radiateurs ou des feux continus sont préférables. Dans les salles de séjour, la température doit être modérée, ne pas dépasser 20° et il faudra veiller à ouvrir souvent les fenêtres afin d'aérer.

Séances de relaxe : si possible, sur une chaise longue de relaxe, sinon, étant assis, mettre les pieds sur une table avec les jambes non tendues mais avec les genoux demi-fléchis. On pourra encore, couché à plat ventre, fléchir les jambes et les maintenir élevées un moment.

Médicaments : s'en méfier. Refuser les piqûres sclérosantes.

Pilule anticonceptionnelle : la supprimer immédiatement.

4. Hygiène du travail

1) En cas de travail prolongé en station debout, exécuter de temps à autre une petite marche sur la pointe des pieds et une séance de relaxation, jambes levées à l'équerre et reposant sur un siège à partir des genoux.

2) En cas de travail en position assise, éviter de comprimer les veines par une position inesthétique et inconfortable ; pour cela, ne pas s'asseoir à l'extrémité du siège ou ramener les talons sous la chaise ; il faut au contraire s'asseoir confortablement et étendre les jambes, les genoux étant mi-fléchis.

La fidélité à ces règles d'hygiène permettra à tout variqueux de s'améliorer considérablement ; elles constituent un excellent traitement préventif pour tous ceux qui sont prédisposés aux troubles variqueux.

5. Phytothérapie

Infusions de feuilles de bouleau (20 g/l), de bourse à pasteur (20 g/l), de feuilles de cyprès (20 g/l), d'hamamélis (20 g/l), de lavande (20 g/l), de feuilles de noyer (20 g/l), de feuilles d'olivier (5 feuilles par tasse), d'ortie (30 g/l), de pensée sauvage (20 g/l), de romarin (20 g/l), de souci (20 g/l). Baies de genévrier : de 10 à 20 chaque jour.

Le docteur Perron-Autret conseille une tisane, qu'il juge unique, « à prendre à vie ». Cette tisane se compose d'épine-vinette, d'épine noire et d'acacia mélangés, en infusion à prendre à volonté.

En applications locales (de même que dans les hémorroïdes), il donne la formule du Vascarome :

— Eau distillée hamamélis 35 g, Hydrate de chloral 15 g, Cupressus, Menthe, TM Mélilot ââ 5 g, Nux vomica, Arnica ââ 20 g.

— Huile d'amandes douces 10 g, Alcoolat de lavande 500 cc, Violet de gentiane coloration QSP. A utiliser en massage doux.

Infusions du mélange : épine-vinette, épine noire, acacia, aubépine ; édulcorer au miel de cyprès ou d'acacia.

6. Aromathérapie

3 fois par jour, 3 gouttes d'essence d'ail ou de cyprès ou d'oignon, ou 4 gouttes de genièvre ou de romarin, ou 5 gouttes d'essence de lavande (ces essences sont à prendre sur un morceau de sucre roux ou incorporées à un peu de miel).

Insistons encore ici sur la nécessité de lire attentivement, *en priorité,* dans la première partie de cet ouvrage, les chapitres II et VII.

Index alphabétique

(Les numéros renvoient aux pages de cet ouvrage)

Nota : chaque maladie est étudiée en détail dans l'*Index thérapeutique,* pages 125 et suivantes et 204.

Bibliographie

Martin de Beauce : *Méthode de Rééducation cardio-pulmonaire* (Vie et Action), *Technique des Points de Knap* (Vie et Action).

Marcel Bernadet : *La Phyto-aromathérapie pratique* (Éditions Dangles).

Dr Claude Binet : *L'Homéopathie pratique* (Éditions Dangles), *Vitamines et Vitaminothérapie* (Éditions Dangles).

Pr Raymond Lautié : *Vieillir jeune* (Vie et Action), *Maladies du Sang* (Vie et Action).

Dr André Passebecq : *Traitements naturels des Affections respiratoires* (Éditions Dangles), *Votre Santé par la Diététique et l'Alimentation saine* (Éditions Dangles), *L'Argile pour votre santé* (Éditions Dangles), *Psychothérapie par les Méthodes naturelles* (Éditions Dangles).

Dr J.-E. Ruffier : *Gymnastique quotidienne* (Éditions Dangles), *Traité pratique de Massage* (épuisé).

Alain Saury : *Régénération par le Jeûne* (Éditions Dangles), *Les Huiles végétales d'alimentation* (épuisé).

Dr Yves Vivini : *La Bouffe ou la Vie* (Librairie Le François, Paris).

Table des matières

Deuxième partie :
INDEX THÉRAPEUTIQUE

CLERC S.A. - 18200 Saint-Amand
Dépôt légal Éditeur n° 2470 - Janvier 2002 - Imprimeur n° 7740

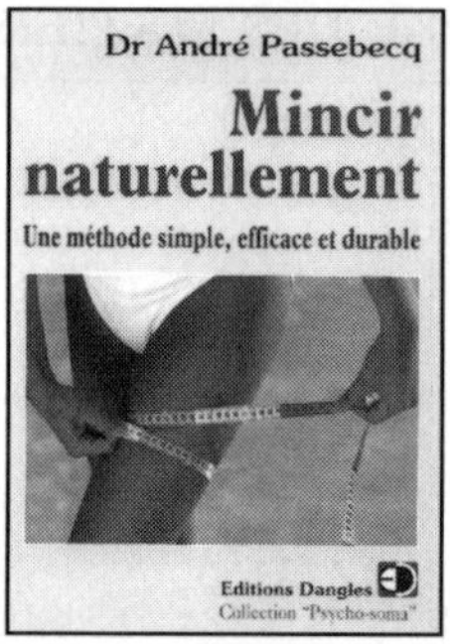

Dans la collection « Psycho-soma » :

André PASSEBECQ :

MINCIR NATURELLEMENT.
Une méthode simple, efficace et durable.

Format 15 x 21 ; 160 pages ; illustré.

Après plus de trente-cinq années de pratique et d'enseignement des méthodes naturelles de santé, André Passebecq a acquis la maîtrise des problèmes de métabolisme et notamment de normalisation du poids. Il a élaboré une méthode efficace, simple, progressive et personnalisée qui a largement fait ses preuves et qui offre des résultats durables car faisant appel à un mental renforcé.

Cette méthode repose sur la technique – bien connue aux Etats-Unis – du **conditionnement opérant,** ou visualisation positive associée à une alimentation équilibrée sans restrictions excessives. Elle est applicable par tous, sans inconvénients ni effets secondaires, et permet d'obtenir des résultats progressifs, sûrs, stables, durables et même définitifs. Mieux encore : la personnalité tout entière bénéficie d'heureux effets sur l'équilibre psychologique (confiance en soi, élimination de l'angoisse, du sentiment d'infériorité et sensation générale de bien-être), sur la vie relationnelle, professionnelle et même intime.

Cette méthode, dans laquelle **le conditionnement mental renforce une diététique simple et équilibrée,** est à la portée de tous. Des recettes, menus et conseils diététiques et culinaires sont indiqués. Il n'est que de suivre, jour après jour, les instructions données dans la partie pratique de ce livre. Enfin, ce qui ne gâte rien, elle est peu coûteuse. A vrai dire, elle ne demande qu'un peu de persévérance les premiers jours, puis le processus est engagé...

EXTRAIT DE LA TABLE DES MATIÈRES :

1. **Comment perdre naturellement et sûrement vos kilos superflus.**
Évaluation du problème – Le conditionnement opérant – Vous ne regrossirez pas ! – Votre poids idéal – Acceptez votre corps – L'exercice physique – Conseils alimentaires – Répartition de votre alimentation dans la journée – Associations alimentaires nocives – Le jeûne – L'ambiance de vos repas – La relation à votre corps – Massage et automassage – Les crises de détoxication – La visualisation positive.

2. **La pratique du conditionnement opérant.**
Votre séance quotidienne d'auto-évolution – Votre engagement personnel – Préliminaires – Votre carnet de bord au jour le jour – Conseils pour les mensurations – Plan d'action pour chaque journée – Petite séance de visualisation aversive.

3. **L'alimentation de santé.**
Diététique de santé – Composition de la ration alimentaire – La formule 60/20/20 – L'alimentation normale – Conseils importants – Compléments alimentaires de reminéralisation – Valeurs caloriques des aliments.

4. **Menus et recettes conseillés pour la normalisation du poids.**
Menus équilibrés pour les quatre saisons – Recettes « minceur »...